上海市第一人民医院
"医脉相承"系列丛书

魏勇　刘少稳 著

心房颤动了
抗凝是关键

我和我的房颤病人

上海科学技术出版社

图书在版编目（CIP）数据

我和我的房颤病人 / 魏勇，刘少稳著. -- 上海：
上海科学技术出版社，2023.11（2025.1重印）
（上海市第一人民医院"医脉相承"系列丛书）
ISBN 978-7-5478-6292-6

Ⅰ. ①我… Ⅱ. ①魏… ②刘… Ⅲ. ①心房纤颤—防
治 Ⅳ. ①R541.7

中国国家版本馆CIP数据核字(2023)第169112号

我和我的房颤病人

魏 勇 刘少稳 著

上海世纪出版（集团）有限公司
上海 科 学 技 术 出 版 社 出版、发行
（上海市闵行区号景路 159 弄 A 座 9F–10F）
邮政编码 201101 www.sstp.cn
上海盛通时代印刷有限公司
开本 787×1092 1/16 印张 9.75
字数 130 千字
2023 年 11 月第 1 版 2025 年 1 月第 2 次印刷
ISBN 978-7-5478-6292-6/G·2821
定价：58.00 元

本书如有缺页、错装或坏损等严重质量问题，请向工厂联系调换

丛书编委会

主　编

郑兴东

执行主编

邹海东　孙晓东　刘　琍

编　委

（按姓氏拼音排序）

陈廷锋	程文红	董　频	范　江	范国荣	范秋灵
冯　睿	韩邦旻	胡国勇	胡书豪	李红莉	李金宝
李培明	李雅春	林浩东	刘　勇	刘安堂	刘少稳
娄加陶	楼美清	陆方林	陆伦根	陆元善	缪传文
潘劲松	裘正军	沈　华	宋滇文	宋献民	王　兴
王红霞	王瑞兰	王松坡	王育璠	邬素芳	吴　芳
吴　蓉	吴云成	伍佩英	伍洲炜	严　磊	余　波
俞　晔	袁　琳	张　旻	张必萌	张佳胤	张鹏宇
章家福	赵晋华	祝延红	邹芳草		

作者简介

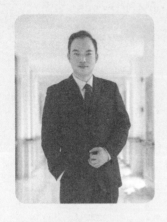

魏勇 上海交通大学医学博士，上海交通大学医学院附属第一人民医院心内科副主任医师，中国生物医学工程学会心律分会青年委员会委员，上海市生物医学工程学会心律专业委员会委员及青年委员会常务委员，上海市医学会心血管病专科分会青年委员会委员，国家心血管疾病介入诊疗技术培训导师。

主要从事心房颤动和复杂心律失常的临床诊疗和基础研究工作。擅长运用导管消融手术治疗心房颤动（简称房颤）、房性早搏、房速、室性早搏、室速等复杂心律失常，专攻起搏器、植入型心律转复除颤器（ICD）植入，心脏再同步化治疗（CRT）和生理性起搏技术，有较丰富的心血管急危重症的抢救经验，同时注重心血管疾病的预防宣教和综合管理。现是上海交通大学医学院附属第一人民医院刘少稳教授手术团队的主力术者之一。已主持国家自然科学基金青年项目一项，参与多项国际多中心临床研究。2014 年，组建了我国第一个社区房颤管理团队。2015 年，建立了中国第一个社区房颤患者队列，最早报道了中国社区房颤患者的死亡率和死亡原因。以第一作者或通讯作者发表学术论文 35 篇，其中 SCI 论文 16 篇。同时，还热衷运用多种艺术形式科普心律失常防治，2019 年获得首届全国心血管健康科普大赛二等奖，2021 年获第三届全国房颤科普作品大赛一等奖，2022 年获首届"中青年心律失常防治菁英"科普公益奖。曾获上海市房颤中心联盟"房颤管理优秀工作者"称号，被聘为"健康心动，百日行动"上海市科普大使。平时喜好阅读文学、写作和听音乐。

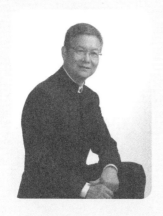

刘少稳 主任医师、教授、博士生导师。瑞典隆德大学博士，曾赴意大利和法国心脏中心研修和工作多年，现任上海交通大学医学院附属第一人民医院心内科主任、心脏病急救中心主任。学术任职包括欧洲心脏病学会 Fellow（FESC）、美国心脏病学会 Fellow（FACC）、美国心律学会 Fellow（FHRS）、欧洲心律学会 Fellow（FEHRA）、亚太心律学会委员、中国医师协会心血管内科医师分会及心律学专业委员会副主任委员、中国生物医学工程学会心律分会副主任委员、上海市生物医学工程学会心律专业委员会主任委员、长三角心血管联盟秘书长和副主席。

长期从事心血管病的临床和科研工作，对各种心血管疾病的诊断和治疗有深入研究，在复杂心律失常导管消融方面有较深的造诣。在国内最早开展肺静脉电隔离治疗房颤，是房颤导管消融专著《心房颤动与导管射频消融心脏大静脉电隔离术》的主编之一，在亚洲最早开展三维标测和图像融合技术指导房颤导管消融，在国内最早应用压力监测导管和消融指数量化房颤导管消融，建立了量化消融程度的"上海标准"，并提出房颤导管消融的 CASE 术式，使房颤导管消融的有效性和安全性不断提高，开创性地提出二尖瓣狭部三维立体标测和消融策略。通过 20 年的不懈努力，为房颤导管消融技术在我国的开展和普及做出重要贡献。2018 年获"上海工匠"称号。

总　序

　　1947年，时任上海市第一人民医院（时称"公济医院"）院长的朱仰高有感于当时郊县居民缺医少药、求医无门之苦，将一辆5吨重的道奇卡车改装成了诊治功能一应俱全的"流动医院"。数年间，这所卡车上的"流动医院"每周日均开赴上海郊县乃至周边省市，布药施治、救死扶伤，开辟了我国送医下乡的先河。

　　时过境迁，如今我国医疗卫生事业已有了翻天覆地的变化。党的二十大报告指出，我国建成了世界上规模最大的医疗卫生体系。即便是乡野农村，非"流动医院"难以就医的窘境也已一去不复返。

　　在过去的几年里，我曾经多次带队前往井冈山、西柏坡、酒泉等相对边远的地区，为当地百姓开展义诊。据我所见，当地医疗卫生机构的硬件条件与"北上广"等医疗高地的差距已然不大。然而，我依然见到了不少因就医过晚而错失最佳治疗时机的患者，令人深感痛心。

　　痛定思痛，我想桎梏当地居民求医的主要因素之一，恐怕还是囿于健康观念和医学知识的匮乏。而这一难题，是十辆二十辆"流动医院"卡车都难以遽然解决的。

　　何以破此题？一词概之曰：科普。

　　上海市第一人民医院有着科普的"基因"。任廷桂、乐文照等医院老一辈专家均重视健康知识之宣教普及。时至如今，年轻一代的"市一人"也继承了先辈对科普的高度热情和专业精神，积极投身参加各类科普活动，获奖累累，普惠群众。

　　医学科普能够打破地域和资源的局限，将医药知识和健康理念传递到千家万户，帮助民众早发现、早治疗疾病，尽可能减少患病带来的不良后果。同时增强民众对疾病的了解，帮助他们有意识地进行自我健康管理。这正是医学科普工作的应有之义。

除了个体价值外，医学科普的价值在公共卫生视野中有着更深刻的体现。《"健康中国 2030"规划纲要》提出，要"建立健全健康促进与教育体系，提高健康教育服务能力，从小抓起，普及健康科学知识"。这将医学科普提升到了国家战略的高度。在面对公共卫生事件时，高度的公众健康素养能够成为保障民众健康的坚实防线。而优秀的医学科普作品也能引导、激励更多人投身于医疗卫生事业。

正是出于以上原因，我自 2020 年起即组织上海市第一人民医院各科室专家，编撰"医脉相承"系列丛书。丛书的编纂秉持"以人民健康为中心"的理念，融合科学性、通俗性、教育性，内容涉及预防、疾病诊断、治疗、康复、健康管理等方面，囊括新生儿喂养，青少年斜弱视，成年人常见的甲状腺病、心脏病、脊柱疾病，以及高龄人群好发的骨质疏松、眼底病、白内障、肿瘤等疾病话题，是一套覆盖全生命周期的科普丛书。在编纂本丛书的过程中，我们得到了上海市卫健委、上海申康医院发展中心、上海市健康促进中心的大力支持和悉心指导，在此特向他们表示衷心的感谢。

我希望，"医脉相承"系列丛书能够以其通俗易懂的语言向公众传达最基础、最关键的医学知识，让他们"听得懂、学得会、用得上"，从而引导公众建立科学、文明、健康的生活方式，推进"以治病为中心"向"以人民健康为中心"的转变，让每位读者都有能力承担起自身健康的第一责任！

郑兴东

上海市第一人民医院院长

前　言

　　房颤（心房颤动的简称）是临床上最常见的心律失常之一，普通人群的患病率为 1%～2%。随着我国人口老龄化日益加剧，房颤的发病率越来越高。目前，我国现有房颤患者近 2 000 万，每年新增约 130 万。房颤是老年人的常见病、高发病，也是多数即将迈入老年的人所需要面对的事情。

　　房颤有很大的危害，容易导致脑卒中（俗称中风）、心力衰竭和阿尔茨海默病等。在房颤患者中，缺血性脑卒中的年发生率约为 5%，是无房颤者的 4～5 倍。我国每年因房颤而发生脑卒中的患者约 40 万。房颤引起的脑卒中与非房颤引起的脑卒中相比，有起病急、致残率高、致死率高和易复发的特点，其病死率是非房颤相关脑卒中的两倍。口服抗凝药是预防房颤相关脑卒中的最有效手段，它可使房颤患者的脑卒中风险降低 60% 左右。然而，就是如此一类能够让房颤患者充分获益的药物，在我国房颤患者中一直没有得到广泛的应用。

　　上海交通大学医学院附属第一人民医院心内科 / 房颤中心团队在 2015 年的调查研究发现，在上海市松江区 60 岁以上的社区房颤患者中，只有 5.9% 服用抗凝药，61.1% 未进行任何抗栓治疗，29.6% 使用阿司匹林，2.9% 使用氯吡格雷，0.5% 使用阿司匹林联合氯吡格雷。由此看出，我国社区房颤患者的抗凝药使用率极其低下，有较多的房颤患者被错误地使用了指南不推荐使用的抗血小板药，如阿司匹林、氯吡格雷等。与之对比，欧美发达国家的房颤患者抗凝药使用率为 80%～90%。差距如此之大，这让国内长期从事房颤防治工作的同行们感到焦虑和责任重大。

　　究其原因，主要有以下几点。首先，我国很多的房颤患者没有症状，很多人认为"没有症状就不需要治疗，没有症状就不算有病"。

其次，有很多医生，特别是基层医生和非心血管病专科的医生，他们对房颤的认识还存在不足，导致很多房颤患者在就诊后并没有被告知"房颤容易导致中风"的危害，没有被及时地建议使用抗凝药，甚至部分房颤患者被错误地使用了阿司匹林等抗血小板药。另外，导管消融是能够让房颤患者恢复正常心律的一线治疗，但我国房颤患者对这种治疗方法的接受度普遍很低。因此，低抗凝治疗率和低导管消融率是我国房颤防治工作所面临的两大挑战。要解决这些问题，就必须加强向社会民众科普房颤的防治知识，要千方百计地提高房颤患者对房颤疾病的正确认识，进而激发他们的治疗意愿，最终促进我国的房颤规范化防治水平与国际接轨。

作为许多房颤患者的主诊或者手术医生，我们一直致力于我国房颤的规范化防治事业，用心良苦地做房颤科普。我们通过撰写本书，讲述自己接诊过的 20 个典型房颤患者的故事，并结合 5 位患者自述的房颤故事，以"医之心语——我的房颤病人""患之心声——我的房颤故事""心语心声——医患共话房颤防治"为脉络进行组织，运用叙事写实的手法来直观地介绍房颤患者在求医过程中所经历的种种遭遇，诉说他们的疑惑、困苦、焦虑、失望和绝望，并从故事里引出一个个房颤防治知识点，逐一进行深入浅出的剖析，最终为患者释疑解惑。我们依据当前的国内外房颤诊疗指南，详尽阐述了房颤规范化防治的方方面面，总结了我国房颤防治的现况和不足，给出了一些解决方法、经验和建议。

总的说来，我们通过自己的文字记录了房颤患者在诊治过程中的故事和心路历程，通过讲好房颤患者们的故事，科普房颤的点点滴滴，从而实现最"接地气"的房颤科普，让普通老百姓看得懂、看得透，明白房颤这个病。

希望这次医学与文学的结合，能带来与众不同的科普效果，真心期望中国房颤患者的规范化治疗率越来越高。最终，我们的愿望是："医路相伴，与患同行，为中国房颤防治事业而奋斗！"

魏　勇　刘少稳

2023 年 10 月

目 录

患之心声 ——我的房颤故事　　　　　　　　　　　　87

心语心声 ——医患共话房颤防治　　　　　　　111

Advice of physicians 医之心语

——我的房颤病人

20 个房颤的临床故事，
关于房颤的筛查、预防和规范化治疗。

中风了，她才后悔没有听女儿的话

2018 年的初夏，绿油油的稻苗顶着晶莹剔透的露珠，昂着头、挺着胸，争先恐后地去亲吻清晨的第一缕阳光。今天是 6 月 6 日，是一个特殊的日子——"中国房颤日"。为了提升松江区的房颤防治水平，为了提高广大人民群众对房颤的认识，我们医院房颤中心与石湖荡镇社区卫生服务中心联合举办主题为"迎接中国房颤日，安心讲坛进社区"的活动。

我们一行人驾着车，穿梭于乡间小道，两旁是一望无垠的稻禾，虽未挂穗，但长得郁郁葱葱。我们的车就像一条游龙，畅游在这"绿的海洋"中。我猛然发现，自己日日穿梭于市区的"水泥森林"，已不记得有多久没有好好呼吸这清新的空气。旋即，我打开车窗，一阵凉爽的风迎面吹来，犹如少女的两袖薄纱轻轻拂过，留下淡淡的青草芬芳和泥土清香。

越过田野，跨过几条小河，我们很快到达了目的地。石湖荡镇社区卫生服务中心的同事们早已挂好了房颤科普活动的条幅，摆好了义诊用的长条桌子。我刚坐下来，谢医生就扶着一位老人步履蹒跚地走来。谢医生是社区房颤管理团队的一员，她之前参加过我在她们社区医院开展的房颤规范化防治培训。谢医生跟我打完招呼，连忙介绍说这是她的母亲，也是一位房颤患者，而且在一个月前刚中风过了。

"之前没有吃抗凝药吗？"我疑惑地问。谢医生没有立即回答，而是拽了拽她母亲的衣角，满脸无奈地说："呐，今天上海三甲医院的专家来了，这回您来听听他讲房颤应该怎么治？"

我仔细地询问了她母亲的具体情况和诊疗经过。谢医生的母亲于几个月前诊断出房颤，谢医生告诉她房颤容易导致中风，要吃抗凝药。由于当地医院没有新型口服抗凝药，谢医生只好给她母亲开了华法林，并在自己工作的社区医院给她抽血监测国际标准化比值（INR，凝血功能检测项目中的一项）。刚开始，老人还是老老实实地按照女儿的建议，按时吃药，但每次去抽血化验时，她还是会心里起"疙瘩"。没过多久，她就开始抱怨："没有什么症状，也没中风，可天天这么吃药，还要隔三差五地跑去医院抽血，血都要被抽光了！"慢慢地，她开始怀疑女儿的话，甚至怀疑女儿的专业水准。

"真的需要吃药吗？我又没有什么不舒服！"老人问。

谢医生说："需要的啊，万一中风了呢？"

"别唬人，哪有那么严重啊？"老人表示怀疑。

"那您再到上级医院去看看，听专家说怎么治。"谢医生之所以这么讲，其实是想让母亲去接受专家的教育，然后老老实实地继续口服华法林。

老人还真的去了当地的上级医院，找了一位心内科老医生。一进诊间，她直奔主题，问医生她能不能不吃华法林，能不能吃别的药，可以不用验血的。在她的软磨硬泡下，估计那位老医生不堪其扰，犹豫了，最后给她换成了抗血小板药物氯吡格雷。然而3周后，她中风了。在神经内科救治后，最终她恢复了口服华法林治疗。

老人噙着伤心的泪水，喃喃自语："我真后悔！后悔没听女儿的话，才导致中风，留下右边腿脚走路不灵便、说话不利索的后遗症。"

我安慰道："阿姨啊，你还算是幸运的，房颤中风了还能走路，好多人中风就直接瘫痪在床了。以后还得好好听谢医生的话，好好吃抗凝药，避免再次中风。"老人听了频频点头，然后一步一拐地走了。

医之心语

房颤易中风，千万别轻视

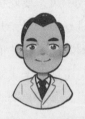 房颤，全称心房颤动，是成人最常见的心律失常之一。房颤的发病率随着年龄的增加而逐渐增高，70 岁以上人群的房颤发病率为 5%～10%，80 岁以上人群的患病率为 30% 以上。预计我国的房颤患者数量已超过千万。房颤可使脑卒中（俗称中风，又名脑梗死）的发生风险增加 4～5 倍。房颤所导致的脑卒中具有高致残率、高病死率和高复发率的特点。临床上 20%～30% 的缺血性脑卒中合并房颤，10% 的隐源性脑卒中合并房颤。房颤的危害巨大，可使总死亡风险增加 1.5～3.5 倍。房颤已成为危害我国老年人身心健康的头号"杀手"之一。

为了让社会公众关注和重视房颤的防治，2013 年中华医学会心血管病学分会将每年的 6 月 6 日定为"中国房颤日"。

如果房颤的心室率不快，可不引起明显症状。临床上，约 30% 的房颤患者无任何症状，而房颤往往于体检时被发现。如果房颤的心室率快，可有心悸、心慌气短、胸闷、心脏乱跳、烦躁、乏力、黑矇及晕厥等症状。房颤发作时，自触脉搏强弱不等，脉律不齐。

房颤为什么会导致脑卒中（中风）呢？因为心房发生颤动时，就像家里的房子发生了地震。房颤可以使心房丧失正常的收缩功能。没有心房的收缩挤压，心房里的血液就流动得很缓慢，从而导致血液容易凝固，形成血栓。一旦血栓脱落，掉入脑动脉，就会引起脑动脉阻塞，从而诱发急性脑缺血或脑坏死。

（魏　勇）

忽视体检发现的房颤，
付出沉重代价

　　说到体检，相信大多数人是比较熟悉的，有高考体检、入学体检、入职体检，还有单位及政府提供的免费体检等。有人认为体检很有必要，是未雨绸缪，也是防患于未然；也有人认为体检非必要，是可有可无的，或把体检当成去医院或体检中心兜兜风，完成单位任务而已；还有人视体检如猛虎，避之而不及，他们害怕查出来什么，索性什么都不查，如此"讳疾弃医"。

　　以前跟一个高中同学聊到体检，他分享了自己关于体检的心得，让我哭笑不得，却思悟再三。他说："凡是体检，觉得身体哪个地方不舒服，涉及此部位或器官的检查项目就主动放弃，免得真查出个什么毛病，反而会影响心情，导致病情恶化。只要平时开心愉快地生活，就算有点病也多会自然好转。是药三分毒，药物只能控制病情；而良好的心态才是真正的良方，它包治百病，甚至可以让人坦然地面对死亡，以乐观的心态迎接死亡。"这番话，可能是很大一部分人的心声。它有可取的地方，也有欠妥的地方。良好的心态、愉悦的心情是身心健康的第一要素。它固然重要，但并不能包罗一切，也绝不能"包治百病"，过度地或无限制地放大它在维护健康中的作用是不妥的，有点"自欺欺人"。

　　体检是一次常见病筛查，也是对身体"零件"的一次检修。人的身体好比一辆车，时间长了，有些零件会老化，自然而然会出现一些问题，譬如刹车失灵、油箱漏油、车窗玻璃碎裂、皮椅破损等。

车子的老化可以修修补补又三年，也可以换零件，还可以以旧换新。但是身体的"零件"老化或出问题了，可不能说换就换，而是要定期保养和早期修复。

王阿姨是我的患者。两年前，她和她的女儿一起到我的门诊。在询问病史时，我发现她说话不利索，有点吐字不清，口角也有些歪斜。我问她是不是中风过了。她回答："是，嘶，是的，一、一、一个、月、前、中、中、风了。"她说话很吃力，一个字、一个字地吐出来，似乎有好多话想说，可一下子又说不出来。她的女儿看着都着急，就接过话来说："我妈一个月前中风了，住院治疗了半个月。神经内科的医生说我妈有房颤，还说中风很有可能与它相关，让我妈出院后一定要到心内科看看房颤。"

我把她的出院小结仔细地读了一遍，评估了她目前的用药情况。随后，我问她们："是这次住院才发现的房颤吗？"

"不、不、是、一年……"王阿姨又艰难地回答。她的女儿又接话道："一年之前体检的时候就发现房颤了，当时没有什么不舒服，也就没有当回事，没有去看过。"

我问："没有人告诉你们房颤容易导致中风吗？"

"没有呀，只是体检的医生说有房颤，叫她有空去看看。当时她要带孩子，忙得很，也没在意，拿到体检报告就丢在一边了。"王阿姨的女儿用手搭了搭妈妈的肩。王阿姨的眼神里已流露出"悔不当初"之意，晶莹的泪珠在眼眶里不停地打转。见此，我连忙安慰道："阿姨啊，您还是比较幸运的，房颤引起中风的病人好多都偏瘫了，您现在只是有说话不利索的后遗症，还能走路，已经比较幸运了！慢慢康复锻炼，说话或许还能恢复得更好一些，不用着急。重点是好好治疗房颤，预防下一次中风。"随后，我又老生常谈地把什么是房颤、房颤为什么会导致中风、为什么要吃抗凝药和房颤可以进行导管消融治疗等问题一溜地科普了一遍。这次，她们似乎听懂了，随即问我什么时候可以做手术。我告诉她们不要着急，刚中风一个月，还要继续口服抗凝药两个月后再考虑手术，并强调抗凝药不能停，这样才可以确保心房内没有长血栓。即使之前心房内已有血栓，三个月的充分抗凝治疗基本上可以化掉血栓。王阿姨听完连连点头，她女儿表示两个月后一定会带妈妈来手术，因为她们已领教到了房颤的厉害。我给她又开了一些抗凝药，并登记了她的信息，嘱咐她们继续随访。

两个月转眼即逝，王阿姨和她的女儿又来到我的门诊，这一次我给她安排了住院，准备进行手术治疗。经过这几个月的锻炼和康复，王阿姨的语言功能好了很多，说话也不像之前那样吞吞吐吐。入院后，王阿姨的术前经食管心脏彩超检查没有发现血栓。消融手术如期进行，我亲自操刀，由于是局部麻醉，手术过程中我还时不时地跟她聊两句家常，问问她有什么不适。整个手术过程很顺利，王阿姨术后第二天就出院了。出院前我再次来到王阿姨的病床边，告诫她要天天按时吃药，两周后来门诊随访。

术后两周，王阿姨和她女儿又来了。我仔细听诊了一下，是齐刷刷的心律。我又给她开了一些药，嘱咐她们继续密切随访。后来，她们一直很规律地按要求随访，术后三个月、六个月、一年都复查了动态心电图，都是全程正常的窦性心律。

我告诉她们："手术效果不错，目前没有房颤了。"

王阿姨急切地问："既然房颤好了，是不是可以不吃药了？"

我严肃地告诉她，因为之前中风过，即使现在没有房颤也要继续口服抗凝药，以确保今后不再中风。为彻底打消王阿姨"想停药"的念头，临走前，我再次对着她强调了一遍："想要以后不中风就得继续口服抗凝药。基本上是活到多少岁，吃到多少岁！"

上个月，王阿姨又来门诊了。她在社区医院又复查了动态心电图，还是全程正常的心律。术后两年多，王阿姨一直按时口服抗凝药，心脏很健康。看到这样的结果，我竖起了大拇指，给了她一个大大的"赞"，并鼓励她继续随访！

面对房颤，不能到病入膏肓之时才忙着去亡羊补牢。倘若体检发现了房颤，千万别大意，得早治。体检很重要，它为早发现房颤提供了每年一次的筛查机会。

医之心语

体检筛查房颤，做好早发现、早治疗

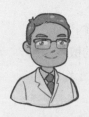

随着社会的发展，快节奏的工作、生活以及电子产品的不断推陈出新，尽管人们的生活水平在不断提高，但闲暇的时间却日益减少。"城市病"带来的潜在健康危害是不容忽视的。例如心、脑血管疾病等，近年来的发病率都在逐年上升，而且有年轻化的趋势。心血管疾病已成为我国成人的第一大死因。其实，绝大多数心血管疾病是可预防和可治疗的，与平时的生活习惯息息相关。疾病的预防除了改善生活方式，如规律作息、戒烟、戒酒、适当运动等，体检也是预防疾病的一项重要手段。心血管疾病在早期进行防治是轻而易举的，一旦到后期出现严重并发症，治疗起来就比较棘手和困难，可以说事倍功半。

心脏病的发生就像吹气球，如果不停地吹气，气球很快就会被吹炸。如果时而吹气时而放气，气球的寿命就会很长。因此，建议45岁以上的普通人群每年做一次常规体检。很多高血压患者并没有什么不适症状，往往在体检时发现血压值超标。如果不能及时发现和干预，长期的高血压就会引起心、脑、肾等重要脏器的损伤。

房颤是老年人常见的一种心律失常。很多房颤患者没有任何症状或者只有很轻微的心慌，因此房颤容易被忽视，它经常无声无息地导致中风等严重并发症。常规体检中包含的普通心电图检查可以作为房颤筛查的一种方法。建议大家珍惜体检的机会，绝不要放弃常见病的筛查，特别是年龄在65岁以上、有高血压或心脏病史的房颤易患人群，每年至少做一次24小时动态心电图检查来筛查房颤。一旦房颤被筛查出来，就得引起重视，一定要去心内科或房颤专病门诊就诊，从而寻求房颤的规范化治疗。总的来说，房颤是可预防、可治疗的。早发现、早治疗，才能更早、更多地获益！

（刘少稳）

当高龄遇见房颤

有一首歌叫《当你老了》，多少人听了或感念岁月蹉跎，怆然涕下；或致逝去的青春，顾影自怜。它的歌词十分凄美："当你老了，头发白了，睡意昏沉。当你老了，走不动了，炉火旁打盹，回忆青春，多少人曾爱你青春欢畅的时辰，爱慕你的美丽、假意或真心……"变老是多少人不愿意面对，而又不得不面对的事。我给大家分享一个一直让我记忆犹新并感慨万千的故事。

认识沈阿婆是在三年前，她的丈夫李大爷是一位房颤合并二尖瓣狭窄的患者，长期口服华法林抗凝治疗。之前因为凝血指标国际标准化比值（INR）波动大，在当地医院总是调整不到位，辗转到我这里。李大爷那时已经82岁了，个子不高，头发花白却梳得整整齐齐，一张饱经风霜的脸上刻满了岁月留下的皱纹，双眼有点浑浊却闪烁着慈祥的光芒。

我花了一个月的时间帮助他慢慢地调整华法林的剂量，并告诉他服用华法林的所有注意事项。刚开始李大爷一周查一次血，监测国际标准化比值（INR），达标后，他一直门诊随访，每个月都会来验血一次。这样坚持了两年多，每次都是沈阿婆带着李大爷一起来门诊。每次就诊完，李大爷总会颤颤巍巍地起身，行举手礼向我表示感谢。我多次说不用这样，这只是我的本职工作，分内之责。可是，每次就诊完他还是照做，这一点让我印象非常深刻。

时间长了，老病人就变成了老朋友。有时候我觉得他们挺辛苦的，他们住在宝山区，路上来回得花三四个小时。有一次，门诊的病人不多，我和他们聊起了家常。我说："沈阿婆也 80 岁了，每次陪着李大爷来回跑也是很累的，叫孩子带他来随访就可以了。"谈到这里，沈阿婆顿时一脸不屑："唉，孩子们呐，不要麻烦他们了！"我一听这话，再看沈阿婆的表情，觉着这话里有话。

去年年初，有一次沈阿婆一个人来门诊。一进诊间，她告诉我她的心脏好像也出问题了，感觉慌得很，稍微动一动就气喘，体力一下子大不如前，自己搭了搭脉搏是完全乱糟糟的。"是不是我也发房颤了？"她着急地问。

我拿起听诊器，仔细地听了一下心音，顺手摸了摸她的脉搏，随后大吃一惊道："还真是房颤！有多长时间了？得先去做个心电图。"沈阿婆说有两周了，可能是最近太累了，一直照顾李大爷，以为熬几天就会好，现在实在熬不住了才来看病。沈阿婆一直陪着李大爷看病，对房颤也是比较了解的。于是，我开门见山地告诉她，最好进行导管消融手术治疗房颤。出乎意料的是，沈阿婆当即就同意了我的建议。

沈阿婆说："我要是不好，老头子就惨了！他就没有人照顾了。这个房颤发了两周就让我吃不消了，得赶紧治好它。"我告诉她，做手术得有子女来医院照顾两天。她问我能不能不要子女来，她可以请护工。从沈阿婆的话里，我隐隐约约地猜到她跟她的子女之间有隔阂，而且有些严重。

原来，沈阿婆有两个女儿。她说："我和老伴没有要女儿一分钱，养她们倒是花了我们不少钱。就算是老头子看病，都是我们自己负担的。孩子们也不容易。"她的大女儿出国读书，后来嫁给了外国人，目前在美国定居，但日子过得并不怎么样。大女儿丈夫的身体不怎么好，现在已经不工作了，还有一个上中学的外孙，一家人的生计全压在她瘦弱的大女儿身上。看到大女儿这么辛苦，她十分心疼，时不时地、偷偷地把自己的一点点节余去资助大女儿。她说："上一次大女儿回来是三年前。飞机票贵得很，难得回来一次！"

大女儿在国外是指望不上的，因为疫情也没有办法回来。我好奇地问："那还有一个孩子呢？"

沈阿婆一提起小女儿就满脸的嫌弃和不悦。她说小女儿一直惦记她的房子和财产，数落她不公，为此母女俩吵闹过好多次。小女儿住在浦东，但因为种种不快，平时很少联系，逢年过节才来看一下夫妻俩，但每次都离不开财产分配的话题，最终都闹得不欢而散。"我都怕她来了！现在邻里都知道我这个小女儿是讨要房子来的。"沈阿婆十分沮丧，双眼泛起了泪花："我可以喊隔壁邻居来帮忙照顾一个晚上。我可不想求小女儿！"她还告诉我，小女儿的身体也不好，有心脏病和焦虑症。

我说："手术当天得有家属在场，要不然没有办法安排手术。您叫您女儿什么时候来一下，我来跟她谈，顺便把她的心脏病也看一下。"

沈阿婆显得十分为难，她无可奈何地说："魏医生，我绝对信任你！你就给我做手术吧！我自己签字负责，万一手术有什么情况，我都不会怪你，与你无关，那是天命。"

"不行的啊，这是医疗流程。您回去再跟小女儿商量商量，实在为难的话，我来打电话跟她谈！"我似乎有点情绪化，纳闷母女怎么就变成了最熟悉的陌生人？

一周以后，沈阿婆又来了，她说她跟小女儿开口了，请她过来帮忙照顾一两天，小女儿同意了。我问她前两天为什么没有来，沈阿婆无奈地回答："唉，实在是不想麻烦。本想熬几天，说不定就熬好了。这可不，一直不见好！我实在熬不住了才来的！"这次，我给沈阿婆开了入院证，嘱咐她两天后住院。

两天后，沈阿婆的小女儿陪着她来了。我和她们打招呼，跟她小女儿谈了谈，顺便把她的病也看了。其实，沈阿婆的小女儿之前已做过许多检查，心脏的结构和功能都是正常的，就是经常有室性早搏。这个病会时不时地引起心慌，让人感觉像在"做贼"一样地忐忑不安。我告诉她："如果室性早搏的症状明显且影响日常生活，是可以考虑射频消融手术治疗的。"和她交流过程中，我得知她一直在吃药治疗早搏，但效果不佳。她尝试过好几种西药、中成药，还吃过一些中药偏方和秘方，都无济于事，还是经常有心慌、胸闷发作。因此，她变得忧心忡忡，甚至患上了焦虑症，已经吃上了抗焦虑药物。鉴于此，我再次建议她可以考虑导管消融手术治疗。

她有些犹豫，对做手术十分恐惧，尽管我已反复向她强调这只是一个局麻下的微创手术，伤口只有一个针眼大小，可以当天来当天做，第二天就出院。她听后还是眉头紧蹙，沉默不语。见此，我告诉她不用着急，先陪她妈妈把手术做完，慢慢考虑再决定。同时，我把我的工作微信号留给了她，也把我之前写的《室早知多少》的科普文章一并发给了她。

给沈阿婆做的房颤射频消融手术很顺利，术后第二天沈阿婆就出院了。出院后，沈阿婆一直在门诊规律地随访，情况非常稳定。每月一次，老两口手牵着手，相互搀扶一起来门诊。我给他们开完药，每次都会顺便聊几句，嘱咐几句，然后他们离去。我时常静静地望着这一对"夕阳红"，内心感到无比温暖。

记得 2021 年 9 月，沈阿婆一个人来门诊。我有些意外，随口问："老爷子这回怎么没有一起来？"

沈阿婆突然哽咽了，悲伤的泪水早已浸透了她的眼眶："两周前的晚上，老头子上厕所时突然摔倒了，怎么也叫不应。我搬也搬不动他，拉也拉不动他，呼天喊地也没有用。后来只好去敲邻居家的门，请他们出手相救。叫了'120'，送到医院人已经没了。上周才料理好后事。"听罢，我的心"咯噔"了一下，连忙安慰沈阿婆要节哀，并说道："像老爷子这样仙去，没有什么痛苦，也是一种福分。"

沈阿婆点了点头，长叹了一口气，轻声说道："只是老头子到最后也没有见到大女儿一面。出殡了，大女儿也没能回来。我只能打电话到美国告诉她，电话里听到大女儿哭了好几场。"

我劝慰沈阿婆，过去的都已过去，还得跟小女儿好好谈谈。毕竟她 80 岁了，一个人住还是不安全的，最好跟小女儿家一起生活，有个照应。沈阿婆摇了摇头，眼神更加晦暗。她说无论如何也不会去小女儿家住的，她习惯了自己的老房子，这是她的归宿。

这次听诊她的心律依然很正常。我帮她开完药，告诉她要宽心，最好找一个阿姨来照顾自己。沈阿婆连连点头，她满脸的皱纹似乎更深了，很容易让人看出来她是一个饱经风霜的老人。

上周，沈阿婆又如期到门诊开药。这次她的气色好了许多，她说请居委会帮忙做了公证，财产分配定了，小女儿现在一周看她一次，自己花钱请了钟点工，日子倒是清静了许多。沈阿婆走的时候，弓着腰，手里挂着木拐杖，步履蹒跚。她走得很慢，一只手不时地撑着腰，时而干咳几声，让人不免想要搀扶她一下。

沈阿婆的故事让我感慨万千。当你老了，走不动了，真的愿意一个人生活，形单影只，踽踽独行吗？我陷入了沉思。

医之心语

老年人需要关爱，高龄房颤更值得关注

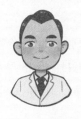

高龄人口是指 65 岁及以上的老年人。当高龄人口在全国总人口所占比例达到 7%，即进入高龄化社会；达到 14%，即进入高龄社会；达到 20% 或更高，即进入超高龄社会。2021 年，上海 65 岁及以上的人口占到总人口的 16.28%，已在全国率先进入高龄社会，并正在加速向超高龄社会挺进。

高龄老年人一旦发生房颤，会很快诱发心功能衰竭，严重影响老年人的健康和生活质量。高龄房颤患者选择何种治疗要因人而异。如果高龄老年人平时能够生活自理，而房颤的发生是影响其健康的首要问题，则年龄不是房颤消融治疗的禁忌。积极的个体化治疗能够让高龄房颤患者恢复高质量的生活。高龄房颤更值得关注，更应该关注，更要积极治疗。高龄房颤患者若能把房颤控制好，他们的获益会更明显。

（魏　勇）

这么年轻，怎么就房颤了

某天我在专家门诊，一个 30 岁不到的小伙子蹑手蹑脚地走进来。他穿着一件灰蓝色的 T 恤，梳着油亮的头发，但眉头紧锁，脸色有些晦暗，看上去心事重重。他小心翼翼地坐下来，双手捧着一份体检报告递给我。我接过来，问他哪里不舒服。他吞吞吐吐地回答："没，没有什么不舒服，就是体检查出来有房颤。"

"房颤？"我有点意外，毕竟他才 20 多岁。我赶忙拿起听诊器细细一听：心音强弱不等，心律绝对不齐，是再熟悉不过的房颤"魔音"。我又翻了翻他的心电图报告，告诉他确实是房颤。听到这话，他有些手足无措，手指不由自主地搓来搓去。

"医生，我这么年轻，怎么就房颤了呢？我在网上查了一下，这个病都是老年人得的，我怎么就得了？"他焦急地问。

我告诉他，房颤偶发于年轻人，多继发于甲状腺功能亢进（简称甲亢）或基础心脏病，还有一部分年轻人得房颤找不到明确病因。我给他做了详细的心脏体格检查，并没有发现异常的心脏杂音。我又给他开了甲状腺功能化验和心脏彩超检查，并告诉他下周继续来门诊看结果。

小伙子起身准备离开诊间，突然又回头轻声地问道："请问医生，网上说这个病容易导致中风，我现在还年轻，该怎么办？"

估计他在网上查了很多资料，看得似懂非懂，却被吓得战战兢兢。我示意他坐下来，告诉他："你还年轻，不用着急。房颤这个病可以通过导管消融手术治疗，先看这两个检查的结果怎么样。"

"还要做手术啊！"他有些惊讶，愈加沮丧，脸色更加黯淡。我看着他说："我们这个导管消融手术啊，虽然叫手术，实际上是微创操作，并不是外科的开刀。我们只是在大腿根部打几个针眼，用点局部麻醉。手术过程中病人都是清醒的，我可以跟病人聊天，聊着聊着就把手术做完了。术后观察一天就可以出院了。"

"是吗？"小伙子将信将疑。过了一周，小伙子拿到了所有的检查结果。我看了看报告，甲状腺功能是正常的，心脏彩超提示心脏的结构和功能也是正常的。这种情况下，大多提示他的房颤是孤立性的。我再次建议他进行导管消融手术治疗，小伙子有些犹豫，又问要花多少钱。

我问他结婚了没有，他回答说还没有。我又语重心长地告诉他："你现在还没有结婚，就顶着房颤这颗'雷'，这对以后找媳妇也有影响。后面的日子还长着呢。"话音刚落，我又补充了一句："钱嘛，以后有的是机会去挣，这治病的时机是不能错过的。房颤的时间久了，心脏就会进行性扩大。一旦心脏扩大了，想要它缩回去就很难。"

小伙子又问："听说房颤消融手术也不是百分之百的成功，要是消融手术后复发了怎么办？"

我理解他的顾虑，一担心手术风险，二担心手术费用，三担心术后复发。基本上所有准备接受导管消融手术的房颤患者，或多或少都有这三种担忧。我慢条斯理地回答："你年轻，心脏彩超提示心脏还没有明显扩大，理论上消融手术的效果会比较好，一次手术的成功率为80%~85%。如果复发，二次手术的成功率在90%左右。千万不能因为担心15%~20%的复发可能而放弃80%的治愈机会！换句话说，就是不能因噎废食！"

小伙子还是有些迟疑，特别是在我告诉他手术费用后。他是一个长期在外打工的农村小伙，我非常理解他的不容易。于是，我让他回去跟家里人好好商量。他毕竟年轻，还是要尽早争取恢复正常心律的机会。为了便于沟通，我把自己的工作微信号留给了他。

又过了一周，他通过微信联系了我，还是决心做房颤消融手术。手术过程非常顺利。术后，小伙子比较焦虑，常常担心复发。几经安慰，他的紧张情绪才逐渐缓解。术后三个月、半年、一年、两年，小伙子一直很规律地在我的专家门诊随访，多次动态心电图检查的结果都很好，他自己感觉也非常好，没有再发作过房颤。

医之心语

年轻人房颤得积极治疗

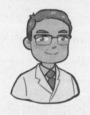

房颤虽然常见于老年人，但也偶发于年轻人。年轻人房颤多继发于甲亢或基础心脏病，如先天性心脏病、风湿性心脏病、心肌病等。然而，还有一部分年轻人的房颤找不到明确病因，可能与基因遗传有关。总的来说，房颤持续的时间越长，心脏扩大就越明显，而且很难缩回去。心脏扩大以后容易导致心力衰竭，更易于心脏内形成血栓。对于年轻房颤患者，更应积极争取导管消融手术治疗，尽早地终止房颤以恢复到正常的心律。

（刘少稳）

房颤规范化抗凝治疗，任重而道远

又到了我每月一次在松江区九亭镇社区卫生服务中心看房颤专家门诊的时间。这天我出夜班，7点半就去挤地铁，往九亭赶。在地铁上，我的脑子里突然闪出一个问题："九亭，有九个亭子吗？有亭子的地方一定有历史，有历史自然会有典故。""九亭"算是勾起了我的好奇心。

有所思必要有所为，我随即上网查了一番。结果是这样的："资庆寺相传始建于南宋（1127—1279），原名资庆庵。因庵建于松江府蒲溪北岸，又东有小涞，西傍蟠溪（盘龙塘），水陆交通两便，香客商贾与日俱增，为方便行人歇息，即于庵南蒲溪岸口建一凉亭。此亭正好建于七宝至泗泾约十八里地的中点，即九里处，故名九里亭，资庆庵亦名九里庵，从此资庆庵附近形成了集市，最终成为现在的九亭镇。"原来"九亭"不是九座亭子，而是建在九里处的一座亭子。

到了门诊，已有几个患者等在门口了。这一上午，有两位患者给我的印象颇为深刻。他们都是在外地住院治疗过的房颤患者，但均没有进行规范化的抗凝治疗，这点让我感到很惊讶。

第一位是一名70岁的男性患者，之前因"反复活动后气促"在外院就诊，并以心力衰竭收住院，目前诊断为持续性房颤。出院时，当地医生未给予患者口服抗凝药，而是给他开了阿司匹林和一些中成活血药。我问患者，住院期间当地医生有没有给他科普过房颤这个疾病，知不知道房颤的危害，了解不了解房颤该如何治疗？患者一问三不知，只知道住在医院里吃药、吊盐水，至于具体怎么治，吃的药管什么用，他没有过问。他说："住院的病人多，医生都很忙，查房的时候基本上是来去匆匆的，没有讲什么疾病的相关知识，到时间就通知出院了。"

"我就这样迷迷糊糊地出院了。这次特地来住在上海的女儿家，就是想找上海的医生再好好看一下。女儿打听到大医院的专家来家门口的社区医院坐诊，叫我赶快趁这个机会来看看。"患者说。

我拿起他的出院小结，细细地读了一遍，特别关注了他的出院用药情况。我问："出院后就吃阿司匹林吗？没有吃抗凝药？"

患者很干脆地反问："什么是抗凝药？不清楚啊。反正从出院到现在就吃这些药，我都带来了。"

经再三询问，我确定他没有口服过抗凝药，也知道他虽然因房颤和心衰住过院，但对于房颤这个病依然一无所知。幸好这天社区门诊的患者不太多，于是我给他从头到尾上了一堂房颤科普课，再一次表演起"手舞房颤"，又滔滔不绝地讲了"房颤防治十二问"。我还担心患者听得不够走心，干脆把工作微信号给了他，然后把《就把这首歌送给房颤的人》也推送给了他，让他回家好好听一听。我告诉他："阿司匹林对于预防房颤引起的中风没有作用，所以要换用抗凝药。"我给他开了抗凝药并嘱咐他每日要按时服用，定期门诊随访，并建议他进行导管消融手术把房颤治愈。

另一位患者也是一名 70 多岁的男性，因"左侧肢体无力 4 小时"在外院看过急诊。当时考虑急性脑卒中，在当地三甲医院神经内科住院治疗。出院小结上赫然印着"心房颤动"的出院诊断。然而，出院带药依然选择了抗血小板药氯吡格雷。我对这个患者的治疗进行了纠正，并解答了他为什么要停用氯吡格雷、为什么要换用口服抗凝药、房颤该怎么治等问题。

我发自内心地觉得我们对房颤的科普做得远远不够，甚至是极不理想的。别说普通老百姓或者房颤患者，就算是一些非心脏病专科的医生，对房颤的规范化治疗也缺乏正确的认识！中国的房颤规范化治疗任重而道远！我还能多做点什么？

从 2014 年起，我一直致力于房颤的基层防治，转眼间已经 8 年了。这些年，我一直和松江区各个社区卫生服务中心的全科医师团队们在一起，给他们做房颤规范化防治培训，一起开展针对社区居民的房颤科普活动，一起探讨怎么样用最通俗的话把房颤这个病向住在松江区的老百姓讲明白。我基本上走遍了松江区所有的社区医院，目的就是让社区全科医师们记住一句话："房颤易中风，要抗凝，不要抗血小板！"

我一直勉励我的社区同事们："很多的房颤病人就生活在咱们社区，他们不知道房颤需要治疗或者索性不求治。因此，我们要主动地把房颤病人都筛查出来，积极地告诉他们房颤要治，还得早治。如果房颤患者没有吃上抗凝药，他们很可能会中风。我们绝不能眼睁睁地看着这样的结局发生，一定要努力起来，团结起来，把房颤科普做到家喻户晓。想想看，倘若通过一己之力，一年能使自己管辖区的居民少几个中风患者，那是多了不起的事情，是利国利民的大事情！"

经过这些年的努力，松江区的全科医师们对房颤的认知水平有了很大的提高，当地房颤患者的抗凝治疗率也在逐年提高。在 2015 年，我们调查当时松江区的社区房颤患者抗凝药物使用率只有 5.9%。在 2021 年，我们又重新做了一次调查，结果显示现在的社区房颤患者的抗凝药物使用率是 24%。通过这些年的基层防治，我们总算把松江区的社区房颤患者的抗凝率提高了四倍。然而，跟欧美国家 90% 的平均水平相比，我们还是相差得太远，这又说明我们的努力还远远不够。去年，上海市房颤中心联盟公布了上海市十几个区的房颤患者抗凝药物使用率排名，松江区获得了第三名。作为上海市的远郊，松江区能获得这样的成绩的确不易。当然，这里面凝聚了我们社区房颤防治团队的不少心血和努力。

中国幅员辽阔，各地医疗条件和水平参差不齐，要提高我国两千万房颤患者的抗凝药物使用率，还有很长的路要走，各地面临的挑战和困难也不尽相同。我坚信，要提高中国房颤规范化防治的整体水平，就必须要实现社区内的群防群治，这当中基层医院和社区医师团队的作用尤为重要。

医之心语

房颤要抗凝，不要抗血小板

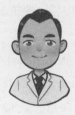

房颤容易导致心房里面长血栓，因此绝大多数房颤患者需要抗血栓治疗。抗血栓药物主要包括两大类，即抗血小板药物和抗凝药物。对于房颤患者，需要的是抗凝药物，而不是抗血小板药物。

抗血小板药物主要是用于预防原位动脉血栓形成所导致的脑梗死和心肌梗死。抗血小板药物有阿司匹林、氯吡格雷、替格瑞洛、西洛他唑等，它们只能预防动脉粥样硬化斑块破裂后引起血小板在斑块局部黏附板聚集而形成的血栓，即血小板血栓。

目前国内有艾多沙班、利伐沙班、达比加群酯、华法林等抗凝药物，均是凝血因子拮抗剂，直接抑制血液凝固。主要用于预防深静脉或心腔等空腔脏器由于局部血流缓慢或高凝状态而形成血栓。房颤引起心房血栓的形成过程没有血小板黏附聚集过程，而是由于房颤时心房丧失机械收缩作用而导致左心房，特别是左心耳的血流缓慢淤滞，使血液处于高凝状态，易于凝血而形成血栓。心房血栓一旦脱落会掉入脑动脉，从而突然堵死脑血管，导致缺血性卒中。因此，预防房颤引起的脑卒中就必须使用抗凝药物，而绝不能用阿司匹林等抗血小板药物。

（魏　勇）

耄耋之年，为了更好地活着

黄阿婆在她 94 岁那年，几乎每半个月就会突然发作一次心慌，心跳一下子从六十几次蹦到一百二三十次，让她透不过气来。发作的一瞬间她就瘫软下来，见到这情形，她家里人惊慌失措，没等到救护车来就七手八脚地抬着她赶快往隔壁医院的急诊跑。到了医院，立刻给黄阿婆查了心电图，结果是房颤。随即，她就被送到抢救室，推了点药，留院观察一个晚上就好转了。

之后，黄阿婆家庭的生活又恢复到往常，一家人其乐融融。可好景不长，约 2 周后的半夜，黄阿婆从睡梦中惊醒，再次感觉心慌不止，透不上气。一家人又经历了一次惊心动魄和手忙脚乱。黄阿婆再次被送到急诊，一查心电图还是房颤，又是推药和观察一晚，恢复到了正常。这半年来，这样的"急诊室故事"基本上每隔半个月都要上演一次，有时在白天，有时在三更半夜。黄阿婆一家早已心力交瘁，却又一筹莫展。

别看黄阿婆已经 94 岁高龄了，平时她的身体比较硬朗。在这之前，黄阿婆基本没有给家里人添麻烦，日常生活都能自理，语言表达和思维比较清晰。她还经常在小区里兜兜风，跟孩子们唠唠嗑，谈笑风生。黄阿婆早已是家人们的骄傲，是家族健康长寿的"标志"，可谓"家有一老，如有一宝"。然而，自从房颤缠上了身，黄阿婆这"一宝"突然就变成了"一颗不定时炸弹"，说炸就炸。

对于黄阿婆这病的"治"与"不治"，家里人私底下讨论过很多次。看黄阿婆不发房颤的时候和正常人一样有说有笑，像个返老还童的孩子。家里人实在不想，也不忍就这样放弃治疗。看到黄阿婆房颤发作时那奄奄一息的样子，他们根本无法承受。他们带黄阿婆陆续去过几家医院，前前后后看过好几次专家门诊，医生们都考虑黄阿婆的年纪太大，建议用药物保守治疗。但药物治疗效果差，黄阿婆还是隔三岔五地房颤发作。有医生提到过房颤可以通过微创消融手术治疗，但还是因为顾虑黄阿婆的年龄，家属们担心手术风险高，听而生畏。说到做手术，黄阿婆害怕，家属们也害怕，医生也担心，毕竟这么高龄了。可经常这样跑急诊，黄阿婆一家人早已精疲力竭。最关键的问题是，不知道这样的情况啥时候是尽头。

万般无奈之下，黄阿婆的家属又带着她来到刘少稳教授的专家门诊。经过了解病史以后，刘教授决定把黄阿婆收住院，待完善相关检查来评估她的心脏结构和功能情况，预判手术成功率和可能的手术风险后再决定。我给黄阿婆安排了经食管心超、肺静脉增强 CT、心衰指标 BNP 等检查。结果是令人欣喜的，黄阿婆的左心房并没有扩大得很厉害，心衰指标也只是轻微升高。我把结果报告给了刘教授，并预判黄阿婆的手术成功率还是可以的，她的心功能应该可以耐受本次手术。随后，刘教授指示我跟家属谈话，准备安排手术。

与家属的术前谈话中，我把可能的手术风险都一一交代清楚。同时，也把我们团队特意为黄阿婆定制的消融手术策略和风险控制预案一五一十地告诉了他们。家属非常理解，做足了思想准备，他们表示再也不想这样耗下去，耗不起，更耗不动了。在手术同意书上签字的是黄阿婆的儿子，年过七十，头发早已花白，满脸皱纹。他的声音略带颤抖，但语气斩钉截铁："放手一搏吧！谢谢医生！"

签好手术同意书，我又回到黄阿婆的病床边。我告诉她这只是一个很小的微创手术，手术过程中她是清醒的，可以跟我们医生聊天。手术过程就是在大腿根部打点局部麻醉药，打 2 个针，她只需要在手术床上躺着不动，坚持 1 个小时就好。我笑着对黄阿婆说："做这个手术呢，是为了让您活过 100 岁！"

黄阿婆听了，满脸微笑。她说："我要做这个手术，不想再这样折腾家里人了。我这么大年纪了，已经活赚了！再活也要像以前一样健康地活着，我可不要变成累赘！"

术前我们团队再次讨论了手术细节，采用高功率消融，简化消融路线，尽量缩短手术时间，保证手术安全的前提下争取最大的手术成功率。手术如期开展，很庆幸的是术中发现黄阿婆的房颤是右上肺静脉触发的。我们按照既定的方案顺利完成手术，总时间1小时零3分钟。我们团队完成了目前最高龄患者的房颤导管消融手术。

术后观察了2天就安排黄阿婆出院了。之后的随访结果一直很好，她们一家终于摆脱了苦恼。至今，黄阿婆都快97岁了。

随着医疗技术和设备的更新换代，原来很复杂的房颤消融手术变得简单、安全、有效。如今，只要房颤是影响患者健康的主要问题，而患者的一般情况尚可，年龄大就不再是房颤消融手术的禁忌。

医之心语

导管消融怎么就能治好房颤

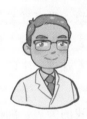

发房颤了，心房被一群"土匪暴乱分子"占领了。要治理这些"土匪暴乱分子"，让心房重回正轨，就得通过"卫星导航"精准定位地发射"导弹"去消灭他们。沿着"土匪暴乱分子"最喜欢藏匿的地方轰炸一圈，炸出一条深不可测的鸿沟来，让这些"土匪暴乱分子"困死在里面。

要治疗房颤，让心脏重新恢复到正常心律，得通过心脏三维标测系统，用导管精准地消融房颤的触发病灶。沿着房颤触发灶的最常见位置肺静脉及其前庭进行环形消融一周，让肺静脉与左心房实现电隔离。即使肺静脉内触发了电颤动，隔离后让它不能向心房传导，从而不能引起整个心房的电颤动。

（刘少稳）

在房颤门诊遇上巾帼英雄，一路守护

　　2018 年深秋的某个周五上午，我和往常一样去房颤门诊坐诊。这天的天气很好，一片片金黄的树叶在秋风里摇曳。明媚的阳光穿过树叶间的缝隙，透过薄纱般的晨雾，一缕缕地照进了诊间。我打开窗户，去捧一把这秋的馈赠，去闻一闻这秋的味道，赢得一份好心情来迎接这新的一天。

　　我刚落座，一位中年阿姨就推着一位老阿婆进来了。老阿婆坐在轮椅上，一脸慈祥，面含微笑，头发梳得十分细致，没有丝毫的凌乱。她的眼窝微微下陷，一双深褐色的眼睛看上去炯炯有神。额头上的条条皱纹仿佛是岁月冲刷出来的鸿沟，诉说着她这一生的一波三折。

　　陪诊的是老阿婆的女儿，她把轮椅缓缓地停在我的旁边，随即眉飞色舞地介绍起老阿婆来。她说自己的妈妈是中国第一代女飞行员，是一名了不起的人物。老阿婆姓黄，今年已是 88 岁高龄，曾参加过朝鲜战争、解放战争，但从没有向国家提过任何请求，也要求子女不要因自己而给国家添任何麻烦。我很吃惊，不敢相信国家英雄居然近在咫尺。

　　对于军人，我发自内心地崇敬，更何况这是一位历经烽火，为国浴血奋战、鹰击长空的女英雄，而且是第一代女飞行员！一种无上的敬意油然而生。

　　黄阿婆冲着我微笑。她的朴实，她的慈祥，瞬间让我从心底里

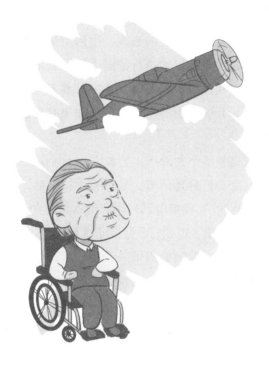

感受到这秋日般的温暖。她从胸前的口袋里掏出一样东西，从包了一层又一层的手帕里拿出了她当年的参军照。70年前，她正值芳华，桃腮带笑、美目流盼，却毅然从军并征战蓝天。

我详细地问了一下病史，原来她发现房颤已有1年多了，平时没有什么症状，也没怎么管。

黄阿婆的女儿告诉我，黄阿婆最近去了一趟社区医院，医生告诉她房颤容易导致脑卒中，需要吃一种抗凝血的药物，并叮嘱她去三级医院再看看。于是，黄阿婆就来到了我这里。我一听，估计黄阿婆的房颤心律已是持续性的了。

我绘声绘色地给黄阿婆科普了一下房颤："阿婆，这房颤吧，就好比你开的飞机，飞得年数长了，有些老化，但还能飞。就是一启动发动机，飞机就轰隆隆地作响，机身颤抖得厉害，这个时候就要给飞机加润滑油保养。不然，有的零件就会卡壳。这卡壳就像是房颤引起了中风，这润滑油好比是预防中风的抗凝药。"黄阿婆听得津津有味，她的女儿也听得很认真，还做了笔记。

　　我给黄阿婆开了口服抗凝药，嘱咐她按时服用。考虑到黄阿婆的年龄，目前没有什么心衰的表现，生活质量也没有因房颤而受到太大的影响，我没有建议她进行消融手术，只是希望她能远离房颤相关的脑卒中。我嘱托黄阿婆的女儿要盯着老人按时服药，并留意有无皮肤瘀斑、牙龈出血等出血倾向。如果有出血情况，要及时和我联系。

　　我给黄阿婆竖了个大拇指，笑着说："你们这一代太辛苦了。现在日子好了，您得好好地活着，长命百岁！以后，身体有什么不舒服可以随时来找我。"我把电话号码留给了她的女儿。黄阿婆指了指我别在胸卡上的党徽，也朝着我竖起了大拇指。

　　就诊结束，我向黄阿婆提了一个小请求，想跟她合影以表达我对老英雄的敬慕之情。黄阿婆爽快地答应了。那张照片永恒地记录了黄阿婆爽朗的笑容和坚毅的眼神。

　　当天结束门诊，我迫不及待地上网搜索"新中国第一代女飞行员"，结果很快跳了出来。新中国首批女飞行员共14人，她们是陈志英、邱以群、施丽霞、万婉玲、伍竹迪、戚木木、秦桂芳、王坚、何月娟、武秀梅、黄碧云、周映芝、阮荷珍、周真明。这14位巾帼英雄书写了中国空军历史，也载入了我国史册。在抗美援朝战争中，年轻的第一批女飞行员英勇参战，执行空运任务。可谓"大鹏一日同风起，扶摇直上九万里""巾帼何须让须眉，敢同日月争光辉"。

　　4年过去了，黄阿婆的女儿经常来门诊代她配药，每次我都会询问老人的近况。黄阿婆的身体状态一直保持得很好，我真心向老前辈们致敬，希望她们健康长寿！过去，你们守卫了国家；今天，请让我来守护你们的健康！

医之心语

老年房颤治疗应个体化，抗凝是基石

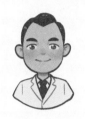 房颤是老年人的常见疾病，严重危害老年人的健康。对于高龄房颤患者，选择何种治疗方法要因人而异。预防脑卒中是房颤规范化治疗的基石，因此，老年房颤患者必须坚持口服抗凝药，例如艾多沙班、利伐沙班、达比加群酯或者华法林。在使用抗凝药的过程中，要密切随访，留意有无出血倾向。一旦有出血事件，要及时就诊并调整药物剂量或种类，同时寻找出血原因，及时处理可纠正的出血原因，必要时予以停药观察。

至于需不需要进行导管消融手术治疗，要综合考虑患者的情况。对于80岁以上的老年人，如果房颤是患者的主要问题，而其他方面正常，预估导管消融手术的成功率高时，则年龄不是绝对禁忌。关键是看房颤终止后是否可以明显地改善患者的生活质量。

如果患者的心慌等症状明显，而且生活质量随着房颤的发生而显著下降，譬如以前生活能自理，发生房颤后走路都困难，在综合评估手术成功率和风险后，还是建议进行导管消融手术的。对于高龄的房颤患者，如果要手术还是建议去手术经验丰富的大医院，尽可能地获得最高的单次手术成功率和安全性。因为一旦复发，很多高龄患者都不愿接受第二次手术。

（魏　勇）

甲亢的她，又有了房颤

　　我在专家门诊，一年总会遇上四五例因心慌来就诊，而最终确诊为甲亢的患者。2年前，我遇到一位让我印象深刻的患者。那时的刘女士41岁，已经结婚生了孩子。她来看我的专家门诊是因为近半年来她总觉得心慌，可以说是常常心烦意乱，动不动就发脾气，喜欢跟老公翻脸吵架。老公说她变得怪怪的，有点"神经质"。她自己没事的时候数了数脉搏，发现比以前的快了很多，基本都是110次/分钟左右。她说："最初以为是跟老公闹心给闹的，后来细想觉得不对劲，月经也开始不怎么规律了。我隐隐地感觉身体哪里出了问题，所以就来看门诊了。"话音刚落，她又补充了一句："医生，我会不会是提前进入了更年期？"

　　我笑了笑回答："不会的，你才多大。"我请她站起来，让她双手平举，同时闭上眼睛。然后，我把一张纸放在她的双手之上。陪她一起来看病的丈夫十分好奇我这是什么操作。当他看到她手上的纸不由自主地抖动时，他着急地问："医生，她的手抖是怎么回事？"

　　我没有立即回答，而是继续请陈女士抬头。她的脖子看上去似乎有一些粗，但不是很明显。我接着做了甲状腺触诊和听诊检查，也听了听她的心音。心脏节律是规则的，只是心率偏快，约110次/分钟。通过刘女士的主诉和这一番体格检查，我基本上判定她是患有甲状腺功能亢进（甲亢）的。我把我的预判告诉了她，并给她开了甲状腺彩超和甲状腺功能化验。我说："要证实是否是甲亢，还得等这两个检查结果。"

几天后，我在门诊又见到了刘女士和她丈夫。他们已经拿到了检查结果，看到我坐了下来，她连忙把报告单递给我说："医生，我感觉是甲亢了。您看呢？"

果不其然，刘女士的甲状腺功能化验单显示游离三碘甲状腺原氨酸（FT3）和游离甲状腺素（FT4）显著升高，血清促甲状腺激素（TSH）显著下降，这是典型的甲亢表现。我告诉她们找到病因了，得去看内分泌科。

她又端详了我一遍说："医生，我觉得您看病比较靠谱，要不您帮我开药治甲亢得了？"我笑了笑回答："术业有专攻，专病还得专科治。我不能越俎代庖，你还是要去看内分泌专科。"随后，刘女士老老实实地去看内分泌科门诊了。

两年过去了，刘女士又出现在我的专家门诊。我问她怎么了，她说："不知道怎么回事，最近心慌得很，心跳乱七八糟的。"她自己搭过脉搏，怎么也摸不清楚，感觉心跳有一下没一下，完全没有规律。听了她的症状描述，结合她有甲亢病史，我基本上判定是房颤发作了。我听了听她的心脏，给她做了一个心电图，结果的确是房颤。

她有些着急，低着头嘀咕道："我怎么这么倒霉啊！得了甲亢，怎么又患上了房颤？"

我跟她解释了一下甲亢为什么容易导致房颤，房颤有什么危害等。不知道她有没有听进去，或者有没有听懂。我问她最近两年的甲亢治疗情况，她回答："刚开始半年，我很规律地按照内分泌科医生的要求吃药和复查甲状腺功能。后来觉得情况好转了，就有意无意地漏吃药，也不再像以前那样很上心地去看内分泌科门诊和随访。观察了一段时间以后，身体没有什么变化，我自认为甲亢已经治好了，就彻底停了所有的药。"她似乎已经意识到"自己给自己看病"闯了祸，话里话外流露出自责和后悔。

"彻底断药多长时间了？"我的表情突然变得有点严肃，语调也变得严厉起来。她喏喏地回答："估计至少有半年没有吃药了吧。"

我批评了她，并再次告诫了一遍："看病千万不能自以为是！要遵从医嘱，特别是这种慢性病。"

她连忙回答："是！是的！医生，您说得对！"

我给她复查了甲状腺功能，结果预料之中，依然是甲亢。我安慰她不用着急，像她这种情况下的房颤，多是由于甲亢没有得到控制引起的。我叮嘱她再次去看内分泌科，同时也告诉她，现在治疗甲亢的方法有许多，除了药物，还可以放射治疗或者做手术。最后我劝慰了她："不用担心，方法有很多！只要听内分泌科医生的就好了！"

过了1个月，她又来了，这次憔悴了许多。她说还是一直很心慌，导致睡眠也不好了。这次，她没有大意自己的病，回去查了很多关于房颤的知识。"这不查不知道，查出来吓一跳。什么房颤容易导致中风，容易导致心衰，不敢往下看啊！医生，我会中风吗？我已经心衰了吗？"这一连串的发问，像一发发子弹"嗖嗖"地向我射来。我深吸了一口气，准备"见招拆招"。我对她说："通常来说，房颤是容易导致中风和心衰的，特别是对于老年人。但你还年轻，房颤的时间也不长。我给你做过栓塞风险评分，是零分。在这种情况下，发生中风的风险是很低的，所以暂时我没有建议你使用抗凝药来预防中风。你目前还没有出现心衰的表现，暂时不需要抗心衰治疗。总的来说，你现在不必过于担心，更不用焦虑到失眠。"

"这个房颤能治好吗？"她焦急地问。我直截了当地回答："当然能治好！等甲亢治好了，或许房颤跟着好了，如果房颤还不能自行转复到正常心律，那到时候再考虑做导管消融手术来终止房颤。"

话音刚落，她又问："医生，我能不能现在就做那个手术？我心慌得要命！"

我又跟她解释："你的房颤是有明确病因的，是甲亢引起的。不治好甲亢，房颤是好不了的，就算做了消融手术，房颤还是会复发。治病要'本'为先，得釜底抽薪。"

这些话她似乎听懂了。之后她一直在内分泌科门诊随访，很久没有来我的门诊。我还真想问问她的甲亢怎么样了，她的房颤好了吗？

医之心语

甲亢容易导致房颤

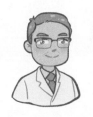

　　甲状腺是内分泌器官，是每个人身上都应有的一个"零件"，而且是必不可少的"零件"。如果把人体比作一台几十年都不熄火的汽车，那么心脏就是"发动机"，而甲状腺就是"油门"。想想看，如果一直踩着油门不放，发动机就会一直高速运转，时间长了就会快速老化，出现螺丝松动、轴承磨损、机箱漏油等。这时的发动机再工作起来，汽车就退化得像一台老旧的手扶拖拉机，轰轰作响，浑身颤抖。这汽车颤抖就相当于我们的人体发房颤了。

　　甲状腺可以通过合成和释放甲状腺激素来调控身体的代谢水平，就像可以通过油门来控制汽车的工作马力一样。当甲状腺合成和释放过多的甲状腺激素，即甲状腺功能亢进，会造成身体代谢亢进和交感神经兴奋，还会引起回心血量增加，继而导致心脏负荷增加、代偿性心脏肥大、心衰等，引起心慌、出汗、吃得多、饿得快而体重减少，还有突眼、眼睑水肿、视力减退等症状。

　　甲亢会引起房颤，房颤是甲亢患者最常见的心律失常。心肌细胞膜上有甲状腺素受体，甲状腺素可以直接作用于它，使心肌加速代谢和耗氧，使各种心肌纤维的兴奋阈值降低，从而易于触发房颤。临床研究报道，甲亢患者的房颤发生率高达14%，是甲状腺功能正常者的6倍。甲亢引起房颤在40岁左右的患者中比较常见，老年甲亢患者中有20%~25%并发房颤。由此可见，甲亢患者易发生房颤，部分房颤患者可能会合并甲亢。因此，对于房颤患者，即使没有明显的甲亢相关症状，也应该常规地进行一次甲状腺功能化验以筛查甲亢。

（刘少稳）

左心耳堵了，可心房还在颤

我曾经接手 2 例在外院进行过房颤"一站式"手术但复发的患者。所谓"一站式"手术，就是同期进行了导管消融手术和左心耳封堵手术。非专业人士可能对这两种手术的性质和治疗机制分不清楚。

打个形象的比方，心脏发房颤了，就像一个国家的首都被暴乱分子占领了。暴乱分子目无法纪，到处乱跑，烧杀抢掠。他们最喜欢占领和扔炸弹的地方是哪里？当然是这个国家的中央银行金库。国家好比是一个人，国家的首都好比是人的心房，首都中央银行金库就是人心房中的心耳了。那咱们该如何对付这些可恶的暴乱分子呢？

第一种策略，派兵把这些暴乱分子围剿在他们的老巢内。想把他们斩尽杀绝是做不到的，那就画地为牢，把他们圈起来，不让他们出来。"导管消融"治疗房颤的机制与之相类似，就是利用进入人体左心房的导管，进行逐点放电消融，点连成线，线形成圈，最终把房颤的触发病灶包围在消融圈内。由此可见，导管消融是治疗房颤的"本"，是以治愈房颤，让房颤不发为目的。

第二种策略，既然暴乱分子喜欢抢劫银行金库，那就做一个坚固无比的钢铁塞子将金库彻底堵死。暴乱分子进不去也炸不烂它，只能对着金库望洋兴叹。当然，倘若哪一天暴乱分子被打跑或围剿了，首都恢复了正常的秩序，这时想从金库里拿钱出来重建家园和恢复民生，但金库已被彻底封堵死，被永久地封存并不可再利用，那样就十分可惜。"左心耳封堵"的治疗机制就是通过导管将金属封堵器（俗称瓶塞）送到左心耳内，通过释放封堵器把左心耳彻底堵死，这样左心耳内就不会有血液流进去，自然就不会有心耳血栓形成。由此也可见，左心耳封堵是针对房颤后容易导致左心耳血栓形成这一后果来进行治疗，是治疗房颤的"标"，以预防左心耳血栓形成为目的。如果只单纯做左心耳封堵，那么心房还是会颤动，只是让房颤下的左心耳不太容易长血栓。换句话说，首都还是被暴乱分子占领了，只是让他们找不到银行金库。

第三种策略是以上两种方法一起做，即"一站式"手术。既然房颤消融术后有部分患者会复发，复发后又回到了从前，左心耳内又会容易长血栓，那就在消融的同时把左心耳也封堵了。这好比围剿了暴乱分子，解放了首都，但因担心暴乱分子会死灰复燃，就一不做二不休，同时把金库也彻底堵死，就算是暴乱分子卷土重来也

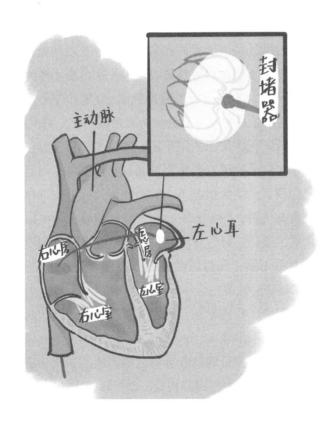

绝没有占领金库的机会。然而，付出的代价是，万一暴乱分子被彻底剿灭或被压制很多年，金库原本可以被再利用以改善民生和重建城市，却因彻底堵死而被迫荒废，有点可惜！

68 岁的刘阿姨就有这样的一番经历。她是一名阵发性房颤患者，房颤发作比较频繁，经常看急诊。再三思想挣扎后，她最终选择在国内某三甲医院进行了射频消融＋左心耳封堵的"一站式"手术。然而，刘阿姨术后 1 个月房颤就复发了，而且依然发作得很频繁。每一次房颤发作，她都心惊肉跳，浑身瑟瑟发抖。毕竟刚出院，她十分害怕再一次去医院，因此她一直强忍着、苦憋着。熬过了术后半年，刘阿姨实在无法再忍受这如绳绞般的胸闷。终于在某一天，她鼓足了勇气，决心换家医院看看，问一问这房颤到底还能不能治。

刘阿姨四处打听，最后找到了刘少稳教授。刘教授仔细了解了刘阿姨的发病和手术过程，并建议她再做一次手术。顿时，刘阿姨犹豫了，毕竟上一次手术失败的阴影还在。"再做一次，万一又失败了呢？"她问。"担心失败"是所有房颤患者在接受消融手术前的顾虑，特别是已经做过一次手术的患者。刘教授让刘阿姨回去再考虑考虑。反复思虑了 1 周，刘阿姨决心再做一次消融手术。刘教授安排我来收治刘阿姨，术前进行了肺静脉增强 CT 和左心房三维重建等检查，我发现封堵过的左心耳还是有残余漏。在刘教授的指导下，我对刘阿姨进行了再次房颤消融手术。我首先评估了外院上一次消融手术的质量，结果发现双侧肺静脉均没有被隔离，而且肺静脉开口的前庭电位很大。通常情况下，肺静脉内及其前庭部位是房颤触发病灶的最常见位置，约占 80%。因此，肺静脉前庭电隔离是所有房颤消融术式的基础。经过仔细评估，我基本上可以判定上一次消融完成的质量并不高，肺静脉前庭没有得到充分的干预。这一次，我重新进行了环肺静脉前庭大环消融。

在消融过程中，我庆幸地发现左上肺静脉是刘阿姨的房颤触发病灶。结合既往的手术经验，这种情况下的消融手术效果应该是相当不错的。在完成高质量的肺静脉前庭电隔离后，我又反复给予药物及快速起搏刺激，诱发出一阵房性心动过速（房速）。经高精密度标测，我找到了它的起源位置，是上腔静脉。于是，我继续予以上腔静脉隔离，不久后房速被消融终止。经验告诉我，上腔静脉是房颤肺静脉外触发灶的最常见位置。为了确保这次手术能够成功，我再次进行了仔细评估和诱发，直到不能再诱发出心律失常，才信心满满地结束了手术。

术后第2天查房，刘阿姨迫不及待地询问这次手术的情况。我笑着回答了她："基本上找到了导致上次房颤术后复发的病灶，效果应该不错。不敢保证百分之百，但90%以上的成功率估计是有的。"

"这次做了这么长的时间，肯定比上次做得仔细多了。上次从进手术室到出来，总共不到2个小时。这次手术做了4个多小时。魏医生辛苦了！我相信这一次会成功！"刘阿姨兴高采烈地说。

"希望这次成功，3个月后见分晓。"我嘱咐刘阿姨明天出院并要坚持门诊随访。

3个月转眼而至，刘阿姨之前频繁发作的房颤再也没有发过。我给她复查了动态心电图，结果也很好。刘阿姨有些激动地问我："我是不是手术成功了？"

"理论上是的。凭经验，这次手术应该会成功的！"我给自己留了些余地。

术后6个月，刘阿姨又来随访了，结果依旧很好。这次我自信地告诉她，她的房颤基本上治愈了。刘阿姨非常高兴，突然抛出一个问题："医生，我现在没有房颤了，是不是我的心耳就不容易长血栓了，那心耳是不是白封堵了？"

我没有正面回答，只是告诉她这次手术前的心脏增强CT检查发现她的左心耳封堵处还有残余漏，她可能仍然需要坚持口服抗凝药。

这天手术日的第二个病例也是一个复发病例，非常有意思，让我有些异常兴奋。负责技术支持的小伙伴们打趣说："每次接手这种复发的病例，魏主任都表现得很'鸡血'。"说老实话，做复发病例的压力是挺大的，是非常有挑战的，但同时也是最有成就感的。我喜欢这种迎难而上的感觉。

67岁的邓先生是持有绿卡的中国人。他第一次发作房颤时人在澳大利亚，当时是去探亲。发了几次房颤，在国外看了几次急诊后，他决心把消融手术做了。于是，他在悉尼大学附属医院进行了冷冻消融手术。然而，术后没多久就复发了。

我寻思着国外看病很贵，试探性问了问："国外做这个手术花了不少钱吧？"

老邓回答："我有绿卡，一分钱都没花，费用全部走保险。国外的医院服务好，每天医生、护士轮番嘘寒问暖，出院了还给我送束花。遗憾的是，术后 1 个多月房颤就复发了。"

"怎么没有考虑在国外做第二次消融，而是想着回国了？"我又问。国外求医失败的经历，让老邓突然觉得"国外的月亮也不一定圆"。于是，他回到国内四处求诊。刚好他有一朋友认识上海某三甲医院的主任，遂于该院做了第二次手术。医生告诉他这次采取的是国际上最前沿的"一站式"手术。我问老邓有没有搞清楚什么叫"一站式"手术。他轻描淡写地回答："不就是导管消融和左心耳封堵两个手术一起做嘛。"

老邓说："这次手术除了医保报销部分，自己还花了不少钱。原以为只要手术成功也就值了。可后来还是复发了，而且现在心慌得比以前更厉害，心率都在 120 次 / 分钟以上。"他先后尝试过服用大剂量的倍他乐克，以及联合地尔硫卓来压制心率，但都无济于事。这样前前后后折腾了 8 个多月，最后还是找到了我的老师刘少稳教授。刘教授看了看他的心电图，判断目前发作的是非典型心房扑动（房扑），心室率在 130 次 / 分钟左右。刘教授建议老邓再做一次消融手术，并告诉他房颤术后复发房扑，再次手术的成功率还是蛮高的。老邓是做过大量准备工作的，也知道只剩下再次手术这一条路，这次来看门诊做了十足的心理准备，因此他欣然同意了刘教授的建议。同时，他默默地告诉自己："这是最后一次！如果再好不了，就认命了！"

刘教授还是安排我来收治老邓。术前，我给他安排了肺静脉增强 CT 和左心房三维重建检查，也同样发现封堵过的左心耳还是有残余漏。

　　这一天要做两台复发病例，我做好了要大干一场的思想准备。刘阿姨那台手术进行了 4 个多小时，我在台上做得热火朝天，下台后意犹未尽。囫囵吞了个午饭，我又匆匆忙忙地回到手术间，催促下面的助手们赶快将老邓的手术准备起来。我一如既往地严格评估外院的消融情况，这次还是考虑前两次手术的消融环太小，于是我重新进行了肺静脉前庭大环消融。从上手术台，老邓就一直是房扑心律。我经过仔细标测和电生理检查，把它的基质搞得很清楚，明确是绕二尖瓣峡部的房扑。

　　话说房扑与房颤，它们之间有明显的差别，但又有千丝万缕的联系。房颤就是一群土匪在心房里面群魔乱舞，毫无章法可言；房扑是一伙"暴乱分子"，在心房里修了一个环形战壕，他们躲在里面跑圈，哪一天他们跑烦了，就会冲出环形战壕来烧杀抢掠，祸害百姓。因此，长时间的房扑发作就会转变为房颤。房扑是有规律的心房跑圈，只要把这个圈挖断，它就跑不起来，房扑也就终止了。房扑消融起来比房颤容易得多，成功率也高得多，难点是怎么精准地找到这个隐蔽的"圈"，还要尽一切努力把它彻底地"炸断"。

　　老邓的"圈"被我轻而易举地锁定了，随后就是选择这个圈的薄弱处——二尖瓣峡部进行重点消融。想把它搞断还真不容易，内膜消了外膜消，反复验证标测。几经周折，费了九牛二虎之力才最终实现二尖瓣峡部阻滞，也就是把"暴乱分子"修筑的"环形战壕"彻底挖断，他们只能束手就擒。消融过程中，老邓的心律一下子恢复到了正常，心跳由 130 次 / 分钟骤然降到 70 多次每分钟。老邓感受到了这刹那间的变化，问我："魏医生，我的心一下子不慌了，怎么回事？"我告诉他放心好了，刚才房扑已经被打停，他的心脏已经恢复到了正常心律。我叮嘱他继续躺在手术台上不要动，还要配合我完成后面的收尾工作。最终，这台手术做了 3 个多小时。我居然没有感到丝毫疲倦，下了台还饶有兴致地跟下面的进修医生分享了自己的手术心得。术后 3 个月、6 个月，老邓都如期地随访，结果都很好。

　　对于这 2 个病例，我多次在圈内的学术会议上交流讨论，大家都反响深刻。至于我自己，最深的体会是虽然任何术者都不能保证每一例房颤都消融成功，但只要努力，绝大多数房颤还是能够消融成功的。我要求自己竭尽全力地将每台房颤手术，特别是复发房颤的手术，消融到至善、至美的极致状态，而不会贸然地建议封堵左心耳！

医之心语

认识左心耳，正确认识左心耳封堵

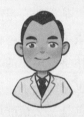

　　左心耳是心脏的一个附属结构，但并不意味着它是可有可无的。左心耳充当了大部分的左房容积，是重要的左房容量和压力调节结构，还有调节内分泌作用。左心耳呈狭长、弯曲的管状形态，有一个尖顶样的盲端结构。正常心律时，左心耳的向心性收缩力能把心耳里的血液挤压出来，不会形成血栓。可一旦发生房颤，心耳里"群魔乱舞"，丧失了正常的收缩能力。在非瓣膜性房颤患者中，左心耳血栓占到全部心源性血栓的 90% 左右。因此，通过干预左心耳来降低房颤患者的栓塞危险具有一定的理论依据。近年来，尽管左心耳封堵术在我国迅速发展和普及，业内对其潜在的弊端一直存有争议。

（魏　勇）

修补的心，又房颤了

提到"心"，大家可能会想起一个耳熟能详的词——"心眼"。"心眼"多了或者少了都不好，多了叫"心眼多"，少了叫"缺心眼"。我们的心脏还真有这种"心眼多"的病。

小马就是一个"心眼多"的患者，他年纪不大，二十七八岁。小马来我门诊是因为他在1周前体检时发现了房颤。他十几岁时就发现有先天性心脏病"房缺"。可不要只看字面意思就认为"房缺"是心脏缺了"心眼"，恰恰相反是多了个"心眼"。"房缺"的全称是房间隔缺损，意思是左、右心房之间的隔板缺损了一块，多出了一个"心眼"。因此，房缺是"多心眼"的病。

小马说当年发现房缺时，由于缺损的部位比较大，为避免影响生长发育，他的父母就积极安排他在其他医院的心外科做了房缺修补手术。术后恢复得很快，他这十多年都安然无事。那天在我门诊，小马忐忑不安，他沮丧地说："本来都快忘记自己曾有心脏病的事了，最近又开始闹心，体检查出个房颤来。"

我细声安慰他，告诉他不用着急，容我慢慢评估一下。他发生房颤的时间不长，最多只有一年。因为去年体检的时候还没有发现房颤。我给他重新做了个心电图，结果提示"不纯性房颤"，中间似乎夹杂了一阵不典型心房扑动。我告诉小马，他可能需要进行射频消融手术，现在还要复查心脏彩超再看看。我帮他约了一个心超科主任的专家号，当天就完成了检查。心超结果提示房间隔缺损修补得很好，没有任何残余分流；心房略大一点，心功能也是正常的。鉴于此，我再次建议小马进行射频消融手术，因为他还很年轻，房颤越早治疗成功率越高，获益也就越早、越多。他说还要回去跟父母商量一下，我表示支持，让他加了我的工作微信号，也把自己写的《房颤防治十二问》科普文章发给了他。

过了2周，小马又来到了我的专家门诊，这次他的爸爸、妈妈，还有姐姐都来了。我把之前的分析再一次详细地讲给他们听，并继续建议小马做射频消融手术。一听到"做手术"，小马的爸妈就显得尤为紧张，他们以为又要像十几年前的那次手术一样，要在胸口上切开大口子。我看出了他们的误解，连忙解释道："这次是内科做的微创消融手术。不是外科手术！"

"内科也能做手术？"小马的父亲反问了一句。

"可以的。心内科做的是微创介入手术，就是在大腿根部的血管上打两个针眼，然后把细小的导管沿着血管送到心脏，通过在体外操作导管来完成心脏内消融。这只是一个局部麻醉的手术，手术过程中患者是清醒的，还可以跟我们说话，术后第2天就可以出院了。虽然叫手术，但实际上是微创操作，它和外科开膛剖肚的手术是两码事。"

"现在技术这么先进了？你说的那个导管有多细？从腿捅到心脏得有多长？"小马的父亲抛出了一连串的疑问。

我回答道："现在的医疗技术进步很快。目前这种房颤消融手术是一个常规手术。"小马与家人们讨论了一番，最终还是决定在我这里进行导管消融手术。

又过了1周，我安排小马住进了医院。在完善术前的相关检查后，我就给他安排了手术。这种外科术后的房颤或房扑一般不好做，有一定的挑战性，却是我最感兴趣的。那天又是"打鸡血"的一天，早上8点多开台，一直做到下午1点多。术中我可以清楚地看到小马的心电图提示一会儿是房颤，一会儿是房扑，无休止地发作。我还是按照常规，进行了环肺静脉前庭大环消融，隔离了后壁，完成了刘教授提出的"改良BOX术式"。房颤还在，根据经验继续消融了二尖瓣峡部线。这时，房颤转成了房扑。出现这样的现象往往是胜利在即的表现。房扑是有规律可循的，只要找到它的规律并打断它，房扑都能被消融终止并转复到正常心律。我开起了高精密度标测房扑的模式，左心房标测完就又去右心房标测，最后明确这是一个右房手术切口瘢痕相关的房扑。根据特殊电位，我仔细标测出以前手术切口的位置和走向，顺沿切口瘢痕下方至下腔静脉口进行消融。突然，房扑终止了，我高兴地喊了声"欧耶！"台下也响起了掌声。再接再厉，我一鼓作气地完成了经验性三尖瓣峡部线消融，并严格地评估了二尖瓣峡部线和三尖瓣峡部线的阻滞情况，最终满怀喜悦地结束手术。手术一共进行了5个多小时，我没有丝毫倦怠，倒是觉得意犹未尽。

术后，小马一直在我的专家门诊规律地随访。3个月后，我让他停用了所有药物。随访至今，小马的消融手术效果不错，一直维持着正常的窦性心律。他正常地上班、下班，拉着女朋友的手自由自在地逛街、遛公园，又开始渐渐地淡忘他曾是一个因"心眼多"而做过心脏手术，又因房颤做过导管消融手术的患者。

医之心语

心脏外科术后易发房扑/房颤，可治

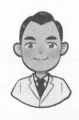

在心脏进行外科手术，不可避免地在心脏上留下手术切口。切口愈合后就会形成手术瘢痕。心脏上的瘢痕为日后各种心律失常的发生提供了条件，是一种隐患，但这种隐患是无法避免的。

在二三十年前，对于这种外科术后的房颤或房扑，基本上没有办法治疗。而现在，射频消融技术突飞猛进，有先进的导管、高精度标测系统，还有全新的理论基础。因此，当下处理这样的病例并不是十分复杂。

心脏外科术后的患者易发生房扑或房颤的原因主要有二。其一，要开刀的心脏病本身会导致心脏的结构和功能发生变化，引起心房扩大或者纤维化，从而易于房颤的发生与维持；其二，手术后会在心房上留下切口相关的瘢痕，这些瘢痕容易成为"藏污纳垢"的地方，有些"捣乱分子"就喜欢在这些瘢痕形成的"乱石堆"里，绕着它追逐嬉戏。导管消融手术就是通过微创操作找到"乱石堆"，然后开火把它轰成灰。总的来说，心脏外科术后易发房扑或房颤，可以治，也得治！

（魏　勇）

心脏换了门，还有告别房颤的机会

上小学时，当老师在课堂上讲到"敞开心扉"和"打开心门"这两个词语的时候，我就一直在琢磨："难道心脏里有扇门？"

带着这个疑问，一直等到上了大学，在解剖课的课堂上，我才找到了答案。解剖老师说："人的心脏的确有门，而且不止一扇，是四扇门。它们分别是二尖瓣、三尖瓣、主动脉瓣和肺动脉瓣。这些门有的是双开门，有的是三开门。"后来在心脏模型上，我见到了这些门；不久后，我在解剖房里摸到了这些门；再后来，我在动物实验课上解剖了这些门。

房子的一扇门，有时候会因为门轴卡壳而推不开，有时候会因为门框扩大而关不严。心脏的四扇门也是如此，瓣膜狭窄了，就好比门只能开一半，血液的前向流通就变得困难；而瓣膜关不严，血液就会倒流。

我的一个患者小罗，她就有这种病。小罗来自贵州的一个农村，从小就时常感冒，经常喉咙痛，但基本上不去看病，一般扛个几天就好了。到了30多岁的时候，因为走路时气喘，她去医院检查，发现有风湿性心脏病、二尖瓣重度狭窄。

又过了1年，小罗愈发感觉一动就透不过气来，晚上睡觉的时候根本没有办法躺平，心也慌得很。没有办法，她只好再一次去医院。做了心电图，提示是房颤。本来就很脆弱的心脏又加上房颤，可谓雪上加霜，因此她的心功能快速恶化了。医生再次建议她进行外科手术，尽早换了这扇门。后来，她在心脏外科进行了二尖瓣置换手术，换了1个金属瓣膜，并长期口服华法林。本以为心门修好了以后，房颤就会跟着好。术后1年多，她走路不怎么气喘了，但还是觉得心慌，每次做心电图还是房颤，心率110多次/分钟。给她开刀的心外科医生让她再去心内科看看，看能不能做消融手术把房颤也治好。

由于平时忙，小罗对看心内科这事不怎么上心，就一直没有看。这1年她正好在上海打工，平时吃华法林要到医院验血，她才想起要看一下专家门诊，看看上海的专家怎么说。

来到我门诊，她娴熟地介绍完自己的病情，然后直奔主题，问房颤还能不能治。我给她开了心脏彩超检查，结果提示二尖瓣置换得很好，只是左心房已经明显扩大。我告诉她应该争取消融，毕竟还很年轻，而且房颤导致她的心率一直很快，时间长了还是会心衰，心脏还会进一步扩大。

没有想到小罗听进去了，1周后她再次来到我的门诊，并决心来做这次消融手术。手术进行得很顺利，庆幸的是她的心房虽然扩大明显，但基质健康。理论上，这种房颤的消融成功率还是可以的。一旦她的房颤终止，扩大的心房还会有所缩小，会极大地改善她的心功能。

每做完一台房颤消融手术，就是种下了一颗希望的种子，一切结果都是值得期待的。过了3个月，小罗复查了心超和动态心电图，心律依然是正常的窦性心律，心超提示她的心房有所缩小。她现在觉得自己身如轻燕，一切结果都如她所愿，如我所盼。每当这时，看到患者满意的笑容，一种幸福感和成就感就会涌上心头，这就是自己喜爱医生这个职业的真正原因，尤其是成为一名心内科医生，因为"爱由心生"。

医之心语

瓣膜病合并房颤该如何治疗

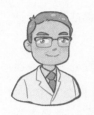

心脏就像一个温暖的家，它的四个腔室，好比是家里的客厅、厨房、主卧、次卧。家有四扇门，还有电路和水路。电路不正常，电灯就会忽明忽暗，甚至跳闸、停电。心脏的传导系统就是心脏的电路，一旦心脏的电传导系统发生病变，就会引发各种心律失常甚至心脏骤停。心内科的一些医生是专修心脏电路的，尊称为"电生理医生"，俗称"电工"，雅称"EP"。当水管狭窄或堵塞时，整个家就会出现供水不足甚至停水。冠状动脉就是心脏的供血系统，当冠状动脉发生狭窄或堵塞时，就会导致心肌缺血或急性心肌梗死。因此，心内科还有一些医生是专门修心脏水路的，尊称为"冠心病介入医生"，俗称"水道工"。

当然，"家门"也会有破损的时候。轻微狭窄或关不严时，只要能用就凑合着用，可一旦变成重度狭窄时，该换时还就得换。换门的活是由心外科医生来完成。门换好了，家就不会再漏风飘雨，才有可能重回原来的温暖。

二尖瓣是左心房和左心室之间的一扇门，而且是一扇入户门。它狭窄了，左心房的血液流入左心室就变得困难，左心房里的血液就会增多且淤滞，左心房的压力也会随之增高，最终导致左心房被撑大，继而容易导致房颤和心房血栓的形成。风湿性心脏瓣膜病合并房颤会使患者的脑卒中风险增加17倍。肺里的血液是回流到左心房的，左心房的压力增高了，肺里的血就流出困难，从而导致肺瘀血、肺水肿，进而导致肺内的气体交换困难而引起呼吸困难。

瓣膜病，无论是风湿性的还是老年退行性的，都容易引发房颤。瓣膜病合并房颤的脑卒中风险远远高于非瓣膜性房颤。

对于瓣膜性房颤，更应该积极进行抗凝治疗以预防栓塞性事件的发生。对于瓣膜性房颤的抗凝药选择，指南明确指出"合并机械瓣膜或中、重度二尖瓣狭窄的房颤患者，只能使用华法林，禁用新型口服抗凝药（NOAC），如达比加群酯、利伐沙班、艾多沙班等"。

瓣膜病一旦发生房颤，会进一步加速病情的进展。瓣膜病合并房颤能不能通过消融手术将房颤治好，是因人而异的。如果是瓣膜自身病变所导致的严重狭窄或反流，那就必须先进行瓣膜置换。在外科换瓣的同时，可以一并做一次外科房颤消融。如果瓣膜功能没有修复，就算是做了房颤消融还是会复发的。另外，如果房颤已发作多年且心房显著扩大，就算换过瓣，一般来说消融手术的成功率并不高，只能说做一次试试看。如果术中标测出心房的基质不差，那倒是还有成功的机会。因此，不管是非瓣膜性房颤，还是瓣膜性房颤，都需要早期治疗，消融手术的时机也是越早越好。

（刘少稳）

外科消融术后房颤复发，
她的活路在何方

　　去年，我遇到过这样的一个病例。陈阿婆1年前因为心慌去上海某院看急诊，发现是房颤，医生说挺严重的，就被收进心外科住院了。医生告诉她房颤容易导致中风、心衰，吓得她后背直冒冷汗。后来，医生告诉她要手术治疗。刚开始陈阿婆有点害怕，医生说是外科微创的，只在胸部打两个小洞就可以完成，经过两次谈话后她就同意进行外科消融手术。

　　"本以为是个小手术，可是……"她欲言又止，似乎有什么难言之隐，或是往事不愿重提。

　　我告诉陈阿婆不用着急，可以把之前的诊疗过程捋一捋，一一道来。她说："那次外科消融手术出了些问题。术后第3天，我感觉气都喘不上来，全身无力，感觉快要被憋死了一样。那天是周末，值班的年轻医生看到我这副样子被吓得不轻，慌忙给手术医生打电话。后来，我被抽了好几管血，并立即被推着去做了胸部CT，结果提示大量胸腔积液。"

　　陈阿婆有点哽咽，喝了口水，又说道："我能感受到病房的紧张气氛。两个医生在一旁窃窃私语，随后护士叫我的家属去医生办公室。我不知道他们谈了什么，也没有力气问，但猜得到我的情况估计不太好。后来，值班医生紧急进行了胸腔抽液，抽了差不多1 000毫升，气喘一下子好了许多。"后面几天，陈阿婆还有发热，又陆续抽了3次胸腔积液，差不多住了1个月的医院才好。

"钱花了不少不说，人还遭了不少罪！"陈阿婆似乎有点愤慨，一直在念叨悔不当初，不应该做这个手术。

我问她："当初怎么没有考虑一下做内科的导管消融手术？"

她说："那次住院，我们一家子都是稀里糊涂的。当时对房颤这个病没有什么认识，当然是医生说什么我就做什么了。"

陈阿婆好不容易从医院里熬出来，可没多久房颤又犯了。她们一家人又把她送急诊，抽血、心电监护、推药、留观，这一套流程又在她身上走了一遍。陈阿婆尝试过好几种抗心律失常药，但效果都不好。

陈阿婆说："我实在是走投无路了，就想着换几家医院看看，找一找还有没有新药和特效药？"

我详细查看了陈阿婆的既往用药情况，普罗帕酮（心律平）、胺碘酮（可达龙）、索他洛尔、稳心颗粒、参松养心胶囊等，她都一一试过，最后都没有什么效果。房颤每发作一次，她就要去医院的急诊按部就班地走一遍流程。依据目前的资料，我可以确定陈阿婆是一个药物治疗无效的高负荷性阵发房颤。

我告诉陈阿婆和她的家属："这个病比较棘手。该吃的药都尝试过了……"还没等我说完，家属打断我急忙问："医生，还有没有新药、特效药？费用不成问题。"

我有些为难，无可奈何地回答："再试一试决奈达隆吧。如果实在是药物治疗没有效果，还得考虑内科导管消融手术。"

听到手术二字，陈阿婆一下子面如土色，可谓"一朝被蛇咬，十年怕井绳"。陈阿婆表示，宁死也不愿再做手术，这次来看门诊只是为了配药吃。

我告诉她们，医院药房目前没有决奈达隆这个药，必须去外面的药店自费购买。她们说没有关系，一定会想办法买到。于是，我给她开了处方。

过了1周，她又来了。在我的诊间外，她和几个老患者正聊得火热，旁敲侧击地打探他们有没有做过手术，是内科手术还是外科手术，是谁做的手术，怎么做的手术，术后多久可以出院等。

轮到她就诊了，陈阿婆说："外面好多病人都是你做的手术，都说术后第 2 天就出院了，恢复得非常快，而且效果都不错。"一边说，陈阿婆一边把她买到的药拿了出来，让我详细地告诉她该如何吃。

"先吃吃看，每半个月要随访一次。"说完，我随手帮她约好了下一次门诊时间。

陈阿婆刚起身要走，突然又叹息道："当初我怎么就做了外科消融！"

再过了半个月、1 个月，陈阿婆的房颤还是发作了。她又来到我的门诊，请我帮她想想办法。我无可奈何，她已试遍所有的抗心律失常药。我勉为其难地安慰陈阿婆，叮嘱她还是继续口服这个药，再观察一下。

过了 1 个多月，陈阿婆又来了，她说房颤还是发作。"怎么办？魏医生！"她揪心地问我。我长叹了一口气，最终还是把这句话说出了口："做一次内科导管消融手术吧！"

陈阿婆有些迟疑，然后心事重重地回答道："我得回去再考虑考虑。做手术，我还是怕的！"

我解释："导管消融手术是很微创的，不像外科手术。内科手术是局部麻醉，大腿根部打两个针就好，一般术后第 2 天就可以出院。"

陈阿婆听完，一脸苦笑，直摇头。她拿着要去外面买药的处方径直离去。

过了 1 个月，陈阿婆又来了。她说还是老样子，实在是没辙了。她这段时间四处打听哪里有做过房颤消融手术的患者。恰巧，她住的小区里有人曾在我这边做手术，她特地前去拜访。陈阿婆这次来，似乎是想通了，她开门见山地问了一些手术的事情。我问她是真想通了？她回答说："是真的走投无路了。"

陈阿婆终于答应了再做一次内科导管消融手术。我给她开了住院证，她提了一个条件，连声叮嘱道："魏医生，你一定得亲自做。"

我斩钉截铁地答复了她："肯定的，您放心好了！"

几天后，陈阿婆住进了医院。她发现病房里全是和她一样的患者，都是来做手术的，进进出出，几天就换了一拨。这期间，她没闲着，不停地和刚做完手术的，以及和她一样即将要做手术的病友一一攀谈。光聊得欢还不够，还互留了电话号码，互加了微信好友，听说还组了一个小群。经过术前这两天的活动，陈阿婆那颗不安的心似乎踏实了许多，她欣然签署了手术同意书。术前那晚，我特地去查房并看望了她，告知她的手术安排在明天第 1 台，早饭可以照常吃。她点了点头，挤出一点苦笑。我拿起听筒，听了听她的心脏，也摸了摸她的脉搏，顺势握了握她的手。我知道，她还是有些害怕。

"这个时候，谁又会不害怕呢？"我心里默默地反问自己。更何况她有过一次伤痛的经历。说实话，她的压力大，我的压力也随之增大。对于这种复发病例，对于这些受伤的心，我知道这或许是最后的机会，是她们最后的一线希望，这里面蕴含了太多的信任和期盼。

陈阿婆从"宁死也不愿再做一次"的坚决，到几次门诊的"围观吃瓜"，再慢慢地动摇，直至最后鼓足勇气并住进医院。这一路走来，她肯定经历过无数次挣扎。我再次握了握陈阿婆的手，笑着对她说："放心好了，晚上好好睡一觉。要是实在睡不着，就请值班医生开一片安眠药。咱们明早见！"

第 2 天 8 点多，陈阿婆就被接到了手术室。看到助手们正在麻利地往她身上贴各种电极片，我急忙进去跟她打了个招呼："陈阿婆，您只要躺着不动就可以了。身子不能动，但嘴巴可以动。有什么不舒服可以跟我讲。"陈阿婆说她有点紧张，但身体是不会动的。我叫护士提前用了点镇静和镇痛药，她很快就平静了许多。

手术按部就班地进行，顺利地静脉穿刺，建立导管入路，左房建模，标测评估，射频消融，再评估和再标测，再消融等。其间，我时不时地问陈阿婆有什么不舒服，她回答说没有什么特殊感觉。随着手术时间的延长，为了打消她的紧张情绪，我刻意找她聊天。这台手术前前后后花了 3 个多小时。外科消融的肺静脉没有隔离，而且前庭位置基本上没有干预到，我只得重新行环肺静脉前庭大环射频消融。幸运的是，术中发现她的左上肺静脉有频发房早、房速，时不时地触发了短阵房颤。我基本上判定左侧肺静脉是她的房颤触发病灶。如果实现左侧肺静脉的彻底隔离，理论上她的手术成功率在90%之上。我暗自窃喜，底气十足。消融完成后，我又反复给予药物和快速起搏进行房颤诱发试验，最终都没有再诱发出房颤，我才信心满满地下台了。

术后，陈阿婆在床上平躺了一个晚上。第2天，我要求她下床。她有点迟疑："这么快？"直到我叫下面的住院医生安排她明天上午出院，她信了。术后第3天，陈阿婆高高兴兴地准备出院，我告诉她理论上这次手术效果应该不错，之后要继续随访。她眉开眼笑，回了句："得了！谢谢医生！"然后利索地提着住院用品走了。

术后3个月的随访，没有出现意外。陈阿婆终于摆脱了房颤的"魔爪"，她最后叹息了一次："要是第一次直接做内科消融手术该多好！"

医之心语

房颤外科消融手术在兴起，需谨慎选择

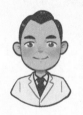

房颤消融手术除了心内科医生做的局麻下微创导管消融手术，还有心外科医生目前尝试开展的外科消融手术。两者的治疗原理都是一样的，都是通过消融实现肺静脉隔离。外科消融是在全麻状态下，进行气管插管和呼吸机辅助通气后，开胸或者通过胸腔镜打孔到达心脏外表面，用一个类似于发卡的消融钳实施心外膜面消融。内科消融是在大腿根部局麻，通过细针穿刺股静脉建立导管入路，然后经股静脉将细小的导管送入心脏，通过体外放电加热导管头端而实现心内膜面消融。完成消融后退出所有导管，建立入路的针眼经压迫后会自然闭合，术后第2天就可以下地行走。

内科消融的优点不言而喻，就是微创、恢复快；可以多次重复手术；技术发展了近20年，成熟度高；术中可以标测心

房基质和各种心律失常的机制，有助于提高手术成功率。外科消融的弊端是显而易见的。首先，创伤大，如果外科消融术后复发，没有办法进行第二次外科消融。因为前一次外科手术的切口会引起局部组织的大量粘连，再次外科切开的手术并发症会明显增多。其次，胸腔镜下外科消融是新兴的手术方法，尚不成熟。另外，外科消融术中多没有配备标测系统，无法追踪术中所发生的各种心律失常，更无法标测其机制，所以只能经验性消融。当然，外科消融的优势也是有的，它可以在外科消融的过程中顺道完成一些外科手术，如左心耳切除、瓣环成形或瓣膜置换等。对于一些有心脏外科手术需求的房颤患者，在完成相关手术的基础上再进行房颤外科消融，就可以把基础心脏病和房颤一并治疗，可谓相得益彰。一般不建议单纯房颤的患者去做外科消融手术。

如果做了外科消融手术，房颤复发了，但是心房扩大不是特别明显，房颤持续时间没超过5年，还是有必要再争取做内科导管消融手术。当然，最好还是要选择手术经验丰富的中心和术者。

（魏　勇）

迟迟未开封的锦旗

一面锦旗在我的办公桌上静静地躺了半年之久，我一直没有拆开。说起这面锦旗，我五味杂陈，感慨良多。

老胡是一位阵发性房颤患者。我曾经给他做了阵发性房颤消融手术，术后1周他送了我一面锦旗。但过了1个月左右，房颤居然复发了。我给他调整用药，观察了3个月后，老胡还是有反复心悸发作，而且药物治疗基本上没有什么效果，最终我还是难为情地建议老胡再做一次消融手术。这一天，我的心情是复杂的，就像那天的天气——久旱不雨的盛夏，天空没有一片云，空气是静止的，没有一丝丝风，阳光直射在水泥路上，反射出耀眼的白光，街旁的景观树都垂头丧气，叶子披着一层厚厚的灰土，在枝头上无精打采地打着卷，草丛里的知了也似乎在垂死挣扎，发出一片有气无力的哀嚎声。

老胡犹豫了3个月，最终决定再做一次射频消融手术，而这次他仍然选择由我来主刀。这点让我特别感动，也觉得特别地温暖，就像冬日里的太阳。我不由自主地想起最近读到的一首诗："冬日阳光暖洋洋，剥开迷雾见光芒。路上行人多彷徨，孤影寂寥谁牵肠。"

老胡再次住进了医院，这次还是由我主刀进行了射频消融手术。经过5个多小时的努力，我基本确信已处理好房颤的肺静脉外触发灶。就这台手术而言，我自认为已经做到了极致。术后，我对老胡说："如果这一次还没有成功，您这个房颤就不要再做了。"我这话说得硬气，但心里还是有点忐忑，有时会想："万一又复发了呢？"

有时我不得不给自己打打气："已经充分消融到这种程度，努力仔细到这个地步，已经竭尽全力，问心无愧了！"我常常这样告诉自己："有些事不是努力了都是好结果。但努力了，绝大部分都有好结果！"

这次手术后 1 周，老胡又给我送来了一面锦旗。我感动、意外，也有些不安。这面锦旗表达了老胡对我的认可。可是当我接过它，心里却有点不是滋味。我感谢老患者对自己的绝对信任，同时也惴惴不安，压力陡增。其实，老患者打交道多了，就慢慢变成了老朋友。我是多希望老胡这次手术马到成功。然而，任何手术都有不确定性，我没有办法说百分之百成功，还是需要通过密切随访来评估手术效果。因此，我拿到这面锦旗就原封不动地将它放在办公桌上。

这等待，如同在漫漫长夜里辗转难眠，又恰若弯弓射雕时引而不发。值得庆幸的是，3 个月随访下来，老胡再也没有发过房颤。他说这次手术和上次的感觉完全不一样，术后的心跳一直很平稳。根据以往的经验，房颤术后 3 个月没有复发，基本上可以认为手术成功了。但对于他，我还是不敢轻易地下结论。于是，又继续密切随访了 3 个月。

过了 6 个月，老胡仍然没有任何心悸的感觉。我再次给他复查了动态心电图，结果也是正常的。老胡问我这次手术是不是成功了，我笑而不答，只是嘱咐他还是要继续随访。

结束了专家门诊，回到办公室，我又看见了办公桌上那个装着锦旗的圆筒。坐下来寻思了许久，我估计这次手术应该是成功的，于是，我小心翼翼地打开这面已在案前放置了半年之久的锦旗。当"医术精湛，医德高尚"这八个字金晃晃地展现在眼前，我有些小激动，像战场归来的士兵获得了至高无上的荣誉勋章，心里别提多美滋滋了，一股自豪感也难以言表。

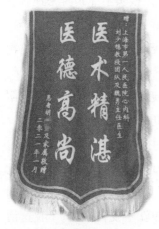

老胡送的锦旗

医之心语

如何正确认识房颤导管消融术后复发

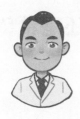
导管消融是通过导管加热把房颤的触发病灶给烫死或围在一个小圈内。要烫死病灶，但又不能烧穿心房，这绝对是个技术活。如果要保证百分之百地烧死病灶，就得开满火力，在这种情况下心房被烧穿的风险可能会增加200%。因此，为确保100%的手术安全，实际上只能开80%的火力。20%的患者因心房壁比普通人的厚，导致病灶不能被一次性烫死，进而导致房颤复发。如果复发了，第二次手术就重点消融第一次没有烫透的地方，将房颤的肺静脉触发病灶彻彻底底地围在消融圈内。还有部分的复发是由于除了肺静脉内的房颤触发灶外，还存在肺静脉外的触发灶。在确保肺静脉前庭高质量隔离的前提下，仔细、耐心地寻找肺静脉外触发灶是提高手术成功率的另一关键点。还有少部分患者复发是因为心房的基质条件太差，从根本上丧失了维持正常心律的基础。这种情况下的复发，就没有必要再次进行手术了。

（魏　勇）

两次消融术后复发，是绝望还是希望

  春节刚过，我像往常一样满怀期待地上专家门诊。为什么说是期待？因为很多消融术后的患者都要来随访，我静静地等待他们的结果，揭晓一个个谜底，就像拆"盲盒"一样，这里有希望、有渴望，偶尔也会有失望。

  这一天，门诊来了一位50多岁的女性患者。徐阿姨站在诊间的门口，已经等候了好一会儿。进诊间前，她又将了将额头的头发，整了整衣服再走了进来。坐在诊桌边，她十分勉强地挤出一丝微笑，随后礼貌地跟我打招呼。其实，我刚才从诊间外路过时，早已注意到了她。她默默地坐在候诊大厅的椅子上，一脸愁容，时不时朝诊间张望。我当时就想，这位患者有点焦虑、紧张，等会儿可能有一肚子苦水要诉说，我准备用心去聆听她的坎坷故事。

  徐阿姨是一位阵发性房颤患者，因心悸发作频繁，2017年在上海某三级医院进行了第一次冷冻消融手术。术后，她一直渴望能重新拥有一颗不再颤动的心，极其希望能与心乱如麻、惶惶不可终日的生活告别。然而，她的心慌又犯了，心电图结果提示还是房颤。于是，徐阿姨去了另外一家三级医院，做了第二次射频消融手术。这一次，她还是满怀期待，希望早日摆脱房颤"病魔"的纠缠。她早就盘算着好了以后要出去旅游，去国外购物，去约姐妹们来一场酣畅淋漓的广场舞。可是，房颤还是复发了。

  那时，徐阿姨十分害怕听到"手术"这两个字。手术失败的经历早已刻蚀在她的心头上。尽管她是多么害怕去医院，可还是架不住房颤发作时的折磨，只能一次又一次地跑去看急诊。徐阿姨换了几家医院，到处问医生像她这种情况该怎么办？除了手术，还有没有药可以吃？然而，都无果而终。

机缘巧合，她转到了我的门诊。我认真地告诉她，药物治疗估计没有什么效果，要么考虑在我们这里再进行一次房颤消融手术，要么进行"房室结消融 + 心脏起搏器植入"。

"我是不指望消融能把我的房颤治好了。你说的那个装起搏器的办法到底是个什么样的治法？"她迫不及待地问。

要把这个"房室结消融 + 心脏起搏器植入"的治疗方法向患者讲清楚还真不是件易事。我通过手势比画了一番，左手是心房，右手是心室。左手在上，右手在下，左手握拳和松手就相当于心房收缩和舒张。左手运动一次，右手紧跟着握拳和松手，就相当于心室收缩和舒张。左手和右手间的上下协调运动，就模拟了心房和心室间的同步运动。我让徐阿姨注意我的手，开始表演房颤发作时的手势了。左手的五根手指各自毫无规律地快速乱动起来，模拟的是心房在颤动。右手无节律地握拳与松手，代表心室律绝对不齐。心房颤动时，心房里乱七八糟的电信号会经房室结传导到心室，从而打乱心室的收缩节律，使心脏跳得乱七八糟的。

我告诉徐阿姨，这种"房室结消融 + 安装起搏器"的手术是没有办法后的办法。它是把正常的房室结毁损掉，让心房的颤动信号不能下传到心室，这样心室就不会被扰乱。但同时因为没有心房信号传到心室，心室就会停跳。这个时候就需要再通过心脏起搏器来刺激心室收缩，心脏节律就由起搏器控制，心率就快不起来，心跳也变得规则。这种方法能够解决房颤发作时所引起的心慌症状。然而，起搏器带动的心跳毕竟不是自身的心律，而且房室结一旦被消融毁损就再也没有办法恢复。因此，在临床上较少选择这种姑息方法治房颤，退而求其次地寻求严格控制心室率的治疗方法，我是慎之又慎的。徐阿姨听我这一讲，心里也犯起嘀咕了。我再次劝她不到万不得已不要采取这种办法。

徐阿姨说:"这个方法听上去有点吓人。还是要做手术的呀!好像还是要做什么消融,再装个起搏器。"

我告诉徐阿姨还可以考虑在我们这边再尝试一次消融手术。对于复发病例,我们中心还是有丰富经验的,做过很多像她这样的病例。徐阿姨根本听不进去,而是草草地要求开了些药。就我的经验而言,阵发性房颤经导管消融的成功率是挺高的,虽然一次手术后有小部分复发,但二次手术后基本上都能成功。说实话,我不甘心现在就给徐阿姨做"房室结消融+安装起搏器"的姑息房颤手术。

过了2周,徐阿姨又愁眉苦脸地来了。她说房颤最近发得十分厉害。她一个劲地问我还有什么法子,我只得再次安慰。我告诉她要解决房颤频发而引起的症状是有办法的,目前最关键的是下什么决心。如果相信我们团队,还可以争取在我们这里再做一次,如果我们做不好,就只能死心塌地接受"房室结消融+安装起搏器"的手术。

我再次给徐阿姨吃了颗"定心丸",坚定地对她说:"无论怎样,您的症状是可以解决的,这点不用担心!还是可以恢复到正常生活的!"

我又叹了口气说:"现在就采取房室结消融加起搏器的方法有点可惜。阵发性房颤还是有机会消融成功的,还可以再努力一次。"我请徐阿姨回去再好好想一想,和家里人再商量商量,然后再作决定。

过了半个月,徐阿姨来了。她决心再做一次房颤消融手术。这让我很意外,我试探性问了问她是怎么想的。她说她的年龄不大,不想装个"铁疙瘩"在身上,更怕以后还要经常换电池。这段时间她可没闲着,刚好打听到一个病友,和她的情况非常类似,也是外院术后复发而第三次在我们这边做成功了的。我很支持她的决定,也觉得她还没有到"万不得已"的时候。

"魏医生,真的做得好吗?"徐阿姨仿佛觉得自己是摸石头过河的小马。有人告诉她:"河水很深,过不去!"而我告诉她:"河水不是太深,可以蹚过去!"这水到底深不深,还得小马下了水才知道。徐阿姨深刻理解"小马过河"的典故,这才试着把一只脚踩在水里,而另一只脚还牢牢地踏在岸上，两眼泪汪汪地盯着这滔滔河水。

我告诉徐阿姨放心好了，我们这里有许多像她这样的成功案例，她的这一次手术我肯定会全力以赴。她目不转睛地盯着我问："魏医生，肯定能成功吗？大概有多少把握呢？"

我知道，徐阿姨此时最想听到的回答是"百分之百"。而实际上，我没有办法打包票，只是依据我们中心的经验，还是很有价值再争取一次。我答复她："总体上来说在90%左右，但最终结果还是因人而异。"

徐阿姨似乎闻到了希望的味道，最终还是决心在我的陪同下再"蹚一次河水"。想想徐阿姨这一路走来，的确挺不容易的，从谈"水"色变，望"水"生畏，到提足试"水"，这期间肯定经历了无数次的思想挣扎和煎熬。

徐阿姨的这台手术进行得比较艰难。在肺静脉前庭进行扩大消融后，用药物刺激还是能诱发短阵房颤，而且是一跳早搏后就发房颤，还说停就停。我极力地跟踪这一跳早搏，但它就像一个看得见而摸不着的影子，若隐若现、飘忽不定。我确定徐阿姨的房颤复发是因为存在肺静脉外的房颤触发灶，而且是一个很强的触发灶，但要精准地找到这个触发灶的位置还真不容易。

我控制导管在心房里各处标测，几乎找遍了心房的角角落落，但一一都被否定。无奈之下，我只好做了些经验消融，但还是没有任何效果。手术进行了4个多小时，我从斗志昂扬逐渐变得急躁不安，甚至有点灰心丧气。与其说这是一台手术，还不如说是一场战斗，只是战场设定在患者的心房里，而导管就是我手中的狙击步枪。我轻柔地操控着消融导管贴靠在心房各处，然后等待房颤发作，一个地方接一个地方地去明确它是不是触发灶。这就像一个狙击手潜伏在丛林里，静静地等候目标出现，然而经常会扑空或只等到假目标，只好换一个地方继续潜伏，直到锁定真正的目标，才会果断扣动扳机。我一处一处地寻找，一次又一次地失败，又一次一次地自我打气，始终耐心地坚持。最后，功夫不负有心人，终究是拨云见日。我发现了她有永存左上腔静脉，这是一种先天性发育异常。通常胎儿出生后，这条血管会自然地退化成一条韧带，或是一条很细小的静脉。徐阿姨的这条血管没有退化萎缩，相反变得更加粗大。当我把消融导管放置在徐阿姨的永存左上腔静脉时，可以清晰地记录到活跃的触发电位。当时，我很畅快地吐了口气，心想："真可谓山重水复疑无路，柳暗花明又一村！"之后就是消融，将永存左上腔静脉进行彻彻底底地电学隔离。随后，无论怎么用药刺激，都诱发不出房颤。那一台手术从早上8点半忙活到下午2点，我真的竭尽全力了。说心里话，每次接手这样的病例都是练脑力、磨耐力、拼体力。

术后随访半年之久，徐阿姨终于告别了房颤袭扰的日子，我也如释重负！

医之心语

房颤消融术后复发，该怎么抉择

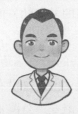

对于阵发性房颤，第一次手术后复发的比例为 15% ~ 20%。我们拿导管一点接一点地消融，点连成线，线围成圈，就相当于拿木棍一个接一个地敲打犯罪分子。当头一棒下去，犯罪分子当场一动也不动，我们就认为他死了。然而，有些时候他只是晕了过去。第二次消融手术就是针对这些消融不彻底的地方加强消融，重点照顾这些顽固犯罪分子。当然，还有少部分的复发原因是有些房颤触发灶并不在肺静脉内。关于肺静脉外房颤触发灶的识别和定位，目前尚没有有效方法和统一标准，主要依赖术者的经验。这也是导致各中心的手术成功率相差很大的原因。

（魏 勇）

房颤抗凝有出血，她该怎么办

　　陈阿婆是我的一位老患者，一直在门诊看了有差不多4年。4年前，77岁的她因为阵发性房颤在某院做了射频消融手术。术后没多久房颤就复发了，尝试过口服胺碘酮、索他洛尔、普罗帕酮等药，均没有明显效果。有一次发作得比较厉害，人直接晕了过去。她被送到医院的急诊抢救，电除颤过几次。随后被收到该院的心内科重症监护室，其间又发作了一次严重的心律失常并再次被除颤。第二天，医生告诉陈阿婆的家属，患者需要安装植入式除颤器，以防止心源性猝死。

　　听到又要手术，家属怕得要命。因为上一次消融手术后，陈阿婆的状态一直不好，房颤还是时常发作，而且越来越严重。陈阿婆的家属们急得团团转，心里直犯嘀咕，并暗自决定换家医院看看。她们想："就算要安装除颤器，也要换家医院做手术。"随后，她们托熟人把陈阿婆直接转诊到我所在的医院。

　　我看了看陈阿婆的出院资料，她女儿也拿出来一张陈阿婆抢救时心电图，是当时医生用手机拍的心电监护，医生跟她谈话时发给她看的。那张图看上去的确是"尖端扭转型室速"。我告诉她，陈阿婆的这种恶性心律失常有可能是抗心律失常药导致的。

　　陈阿婆平时吃的索他洛尔就有导致尖端扭转型室速的不良反应。鉴于此，我把她的所有抗心律失常药都停了，在心电监护下观察了四五天。之后又给她复查了动态心电图，结果提示基础心率偏慢，记录到短阵房颤发作后有心脏停搏。我告诉陈阿婆还可以再做一次房颤消融手术。然而，她的家属们一致认为，陈阿婆在上一次房颤消融手术后就一直没有缓过劲来，这次还差点丢了性命，她们坚持认为房颤消融手术后还是会复发，说什么也不同意再次进行消融手术。

我费尽了口舌，但她们依然无动于衷。最后，我无可奈何地告诉她们："如果不消融，陈阿婆的房颤还是会经常发，还会发作晕厥。要解决心跳慢的问题，就需要装起搏器。结合她之前发作过室速，虽然说药物引起的可能性大，但也不能排除是心脏自身原因所导致的可能，最好植入带除颤功能的起搏器，即双腔植入型心律转复除颤器（ICD）。"

她们居然同意了这个治疗方案，并告诉我上家医院的医生已经跟她们谈过，只是她们觉得需要换家医院再听听别的医生怎么说，所以当时没有答应。我告诉她们，起搏器只管慢，不管快，也治不了房颤。她们仍然拒绝了消融，我给陈阿婆安装了一个双腔ICD，心跳慢的问题得以解决，这样我就敢给她加上倍他乐克来预防房颤发作，同时也给她开了抗凝药利伐沙班，并嘱咐她需要长期口服以预防中风。

陈阿婆的身体在装ICD后一直都比较好，未再发生过黑矇或晕厥，只是时常还有阵发性心悸发作，持续十几分钟或半小时后能自行好转，做了2次心电图都提示阵发性房颤。陈阿婆还能忍受这点心慌，坚持治疗了近2年。去年年初，陈阿婆的心慌明显发得频繁了，而且一次持续的时间也显著延长，有时可以是一整天。有一天，陈阿婆的女儿又带着她来到我的专家门诊，一个劲地问怎么办，让我想别的法子再治治。

我苦笑着答道："还是要消融啊！除了消融，我也别无他法了！"我郑重地建议她们再考虑一下，再做一次房颤消融手术。令我很惊讶的是，这一次陈阿婆居然爽快地答应了。我很好奇，随口问了问："为什么现在又同意再次进行消融手术了？"

陈阿婆说："房颤发得比以前厉害多了，心慌得难受。看到你门诊有很多比我年纪大的患者，都说房颤被你消融好了，我这才有信心了。"通过这 2 年的随访，陈阿婆这一家子人和我都比较熟悉了，变成像老朋友一样，所以她们比较信任我。我亲自给陈阿婆做了射频消融手术，随访下来效果不错，多次远程控制 ICD 都没有记录到房颤发作。后面陈阿婆也不怎么来门诊了，都由她的女儿来给她配药。

去年年底，陈阿婆的女儿来门诊开药时告诉我陈阿婆近一月的情况不太好，稍微走一走就觉得吃力，常常头晕，也不怎么想吃饭。我原以为是房颤复发或心衰了，连忙请她下次带陈阿婆来门诊看一下。

春节前，陈阿婆来了，此时她已是 81 岁了。陈阿婆的脸色不太好，寡白寡白的，一脸憔悴，比上一次见到时老了许多。我按了按她的小腿，没有水肿。听了听她的心音，很整齐，双下肺也没有啰音。从这些简单的体格检查来判断，陈阿婆不像有心衰。我又远程控制了一下她的 ICD，没有放电事件和房颤发作。这下我彻底放心了。我问她还有什么其他不舒服，食欲、大小便怎么样。她说其他还好，就是没有精神，最近大便有点黑。听到大便是黑的，我恍然大悟，连忙翻了翻她的眼皮，果然睑结膜苍白，没有血色。我告诉她们很可能是消化道出血引起的贫血，要立即查大便隐血和血常规。由于她们住在嘉定江桥，离市区很远，在这里做化验要等到很晚才能拿到结果。于是她们决定先回嘉定，然后到我们医院新开的江桥分院去做相关化验。我告诉陈阿婆要先停一停利伐沙班这个抗凝药，临走前又再三叮嘱她们一定要去检查。

当天晚上，陈阿婆就去江桥医院的急诊做了化验检查。她女儿通过微信告诉我：大便隐血阳性，血常规提示严重贫血，血红蛋白只有 56 克 / 升。当晚陈阿婆就被收进去住院了，并予以输血治疗。在贫血得到一定的纠正后，我告诉她们要积极寻找消化道出血的原因。因为常规剂量的抗凝药一般不会引起消化道出血，多是在消化道本身有病变的情况下，如息肉、溃疡、肿瘤等，再用上抗凝药就会增加出血概率，而且一旦出血就不太容易自行止住。陈阿婆接受了胃肠镜检查，发现胃底部有巨大溃疡，并进行了病理活检，结果提示是炎症性病变。江桥分院的消化科医生给她采用正规的抗溃疡治疗，黑便很快就消失了。

1个月后，陈阿婆又来到了我的专家门诊。这时，她的脸上再次泛起了憨实的笑容，似乎又回到了从前。她问我抗凝药还要不要吃，停得太久又担心中风。我思索了一下，告诉陈阿婆："不用太着急，等复查胃镜明确胃溃疡治愈后再决定。目前还是以治疗胃病为主，并多吃些猪血、猪肝、瘦肉等补血的食物。"

又过了1个月，陈阿婆复查了胃镜，溃疡治愈了。她又来到我的门诊，问抗凝药还需不需要吃？我告诉她现在可以吃了，并将利伐沙班的剂量由15毫克/天降到10毫克/天，同时嘱咐她平时要注意大便的颜色，一旦变黑要及时报告。最后，我笑着对她说："陈阿婆，我希望您1个月来看望我一次，咱们可是老朋友了！"陈阿婆爽朗地笑了，并点了点头。

医之心语

抗凝需管理，抗心律失常药物不是治疗房颤的首选

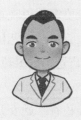

房颤发作后，心房丧失了收缩运动，加上左心耳是一个盲端结构，从而导致左心耳里的血液淤滞和易于凝固。左心耳血栓形成后，一旦发生脱落就会堵塞脑、心、肾等重要脏器的供血动脉，随之就会突发脑梗、心梗等急性栓塞事件，并由此引发非常严重的临床后果，如偏瘫、猝死等。既然房颤时心房里的血液容易发生凝固，那为了降低房颤引发的栓塞风险，房颤患者就需要使用一些能让血液不太容易凝固的药物，临床上称为抗凝药。抗凝药通过口服吸收，发挥全身血液的抗凝作用，而不仅仅局限于左心房或左心耳内。

如果全身的血液都抗凝，心脏里是不容易长血栓了，那别的地方是不是就容易出血了？临床上的确如此。在抗凝治疗的过程中，不可避免地会同时增加潜在的出血风险。要想抗凝药发挥抑制心源性血栓的作用，又不至于导致出血，这就需要找到"抗凝－出血"的平衡点。在准备对房颤患者启动抗凝治疗的时候，医生都会综合评估患者的栓塞和出血风险，权衡利弊并进行全病程管理。栓塞风险高危的房颤患者是肯定需要抗凝治疗的，而出血风险高也并不是抗凝治疗的禁忌。

在为房颤患者开具抗凝药的时候，要力求个体化地为每一名房颤患者选择一种"用得起，买得着，抗凝好，出血少"的药物。目前国内最常用的口服抗凝药有两大类，一种是新型口服抗凝药（NOAC，又称非维生素 K 依赖的口服抗凝药），另一种是传统的维生素 K 依赖的口服抗凝药，即华法林。华法林的治疗窗较窄，容易导致出血，且要求使用过程中定期抽血化验以监测凝血功能，患者使用起来比较麻烦，依从性不高。NOAC 的抗凝效果与华法林相当，但使用简便，且导致出血的风险更低。因此，华法林已逐渐被 NOAC 所替代。当然，不管是何种类型的抗凝药，也不管是如何精细化地管理，临床上还是会偶尔碰到一些房颤抗凝出血的案例。

抗心律失常药具有抗心律失常的作用，但同时具有潜在的致心律失常风险。对于房颤的抗心律失常药，能不用尽量不用，能短期使用尽量不要长期使用。越来越多的研究表明导管消融在维持正常心律上的作用明显优于抗心律失常药物。

（魏　勇）

消融让高龄房颤夫妻继续相濡以沫

91岁的陈老伯去年还能闲庭信步、谈笑风生。但今年伊始，他经常莫名心慌，心电图检查提示房颤。自此，他一直心悸不已，惴惴不安，稍动就气喘吁吁，食欲严重下降，更少言懒语，不想动弹，双腿也渐渐水肿，身体每况愈下。陈老伯曾暗自思虑或许是大限将至，拟坦然接受。

陈老伯的妻子胡阿婆也是我的患者。去年她85岁，是我房颤消融手术年龄排行榜中的"探花"。她看在眼里，急在心里，语重心长地对老伴说："房颤嘛，还是有得治的。我去年不是做手术了吗？现在好得很。你还是去看看魏医生吧！"

陈老伯听了妻子的话，在家人的陪同下半信半疑地来到了我的门诊。"我这么大年纪，还能做手术吗？"陈老伯急切地问。

我没有即刻回答，而是慢条斯理地询问病史和翻阅病历。我大致可以判定陈老伯发生房颤的时间在半年内，而且一发作就是持续性的了。他的心功能也是在这3个月里急速恶化。我基本上断定陈老伯的心悸、气喘均是因房颤而起。

在房颤发作之前，陈老伯的身体还是比较硬朗的，生活质量挺高，能够自己做饭和上街买菜。房颤的袭扰早已让他苦不堪言，把原本安静祥和的老年生活摧毁。陈老伯很少说话，胡阿婆在旁边一个劲儿问："他的房颤还可以治好吗？能不能也做个手术？"

我没有立即回答，但心里暗暗地想着给他手术。尽管陈老伯91

岁了，但面相看上去像只有七八十岁，并没有老态龙钟的样子。为了慎重起见，我还是先给陈老伯开了心脏彩超检查，想看一看他的心脏有没有显著扩大。倘若心脏扩大不明显，房颤消融手术的成功率相对较高，手术治疗还是很有意义的。而房颤一旦消除，陈老伯的生活质量将得到极大的改善，有可能恢复到从前。我也有把握为陈老伯争取一次，难度还不至于是梯山栈谷。

1 周后，陈老伯又来了。他那双饱经风霜的手捧着心超报告单递给我。我仔细读了读，心超提示左心房内径为 42 毫米，还不算太大。我告诉陈老伯及胡阿婆，可以考虑消融手术。话音刚落，他们不假思索地接受了我的建议。

陈老伯如约而至地住进了医院。我给他完善术前检查和评估后在局麻下进行了手术。为了尽量缩短手术时间，我一开始就亲自上台，从穿刺到心房快速建模，再到高功率高效消融，一气呵成，手术顺利结束。前后总耗时约一个半小时。术后第二天陈老伯就顺利出院了，我嘱咐他要坚持门诊随访。

陈老伯对门诊随访是非常上心的，每次给他预约好下一次门诊时间，他都一天不差地来报到。院外医嘱也是执行得一丝不苟，哪个时间点该吃什么药，他都设有提醒的闹铃。听到陈老伯说："现在好多了，又出去溜达了。"我的心里甭提有多高兴了。

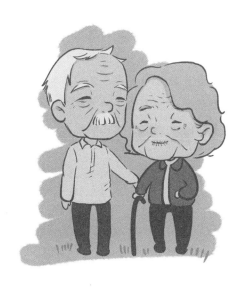

术后3个月转眼而至，陈老伯复查了心脏彩超和动态心电图。又是一个专家门诊日，我再次见到两位老人等在门口。他们一脸慈祥，满面笑容，还带有一股精神气。陈老伯小心翼翼地把动态心电图报告交给我，我仔细阅读了一番。"结果很好，没有房颤了，持续地维持了正常的窦性心律。"我把这个结果告诉陈老伯，我们都很开心。胡阿婆也是术后随访，我给她复查了动态心电图，结果依旧不错。我嘱咐他们夫妻俩继续密切门诊随访。

陈老伯和胡阿婆夫妻俩的年龄加起来177岁，估计是目前有报道以来的房颤消融手术最高龄夫妻。我衷心希望他们夫妇携手挺进190岁、200岁，再创新纪录。

医之心语

高龄不是房颤导管消融的绝对禁忌

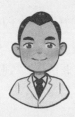

高龄老年人，特别是八九十岁的超高龄老年人，一旦发生了房颤，心室率会增快，心脏的房室收缩就会出现不同步，从而导致心功能快速恶化。因此，平时健康的高龄老年人，一旦发生房颤，生活质量就会每况愈下。如果不及时进行治疗，心衰快速加重，易发生肺部感染，很快就会油枯灯灭。

高龄房颤患者更应该积极寻求治疗，特别是对于那些尚具有生活自理能力且生存质量较高的老年患者。高龄老年人是否适合导管消融手术治疗，需个体化的综合评估。

（魏 勇）

高危患者寻路求医不放弃

路，是方向，是出口，也是继续活下去的希望。当累了、倦了，你需要归路，需要回家的路。只有这样，你才可以停下匆忙的脚步，回归初心，找回本我，才能养精蓄锐而再出发。当彷徨了、失意了，你需要出路，走出去了就是活路。

当然，在寻路的过程中，你有可能因问路无门而凄然泪下，也有可能因走投无路而悲痛欲绝。鲁迅先生讲过："世上本没有路，走的人多了才有路。"我想说："足下本没有路，只有步子迈出去了，才会有路。"寻路，需要有寻的勇气和找活路的智慧。今天我给大家分享一个心律失常患者的寻路故事。

有一次专家门诊，一个 60 多岁的阿姨走进我的诊间。她一脸憔悴和焦急，还没有等坐下来就迫不及待地跟我打招呼。她说不是自己看病，而是替丈夫来问病的。她的丈夫老郭是一个肺部疾病很严重的患者，经常发生肺部感染。

最近两年，老郭又出现了心脏病，反复心慌发作，做心电图检查偶尔是房颤，常出现心率 230 次 / 分钟的室上速。阿姨唉声叹气，又无可奈何地说道："他的心跳吧，可以从 80 多次 / 分钟一下子窜到 200 多次 / 分钟，隔三岔五发作一次。以前发作一次的持续时间短，可以自行终止。现在吧，发得越来越频繁，持续时间也越来越长，基本上都要到医院急诊推药才好得了。"

上个月老郭又在呼吸内科住院了。其间他又多次发作心动过速，

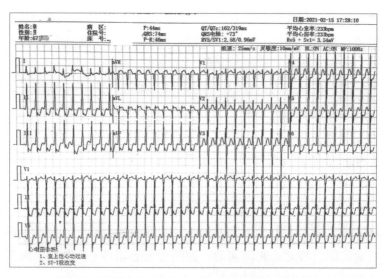

出院小结
Summary of Hospitalization

姓名（Name）：郭　　　　　　　　性别（Gender）：男
年龄（Age）：67岁　　　　　　　　科别（Section Office）：呼吸科病房
住院号（Hospital No）：　　　　　　床号（Bed No）：
病理号（Pathobiology No）：－　　　X光号（X-ray No）：
入院时间（In Time）：2021-03-22 13:51　出院时间（Out Time）：2021-04-06 08:28

入院情况（包括主要症状和体征）：　　　　因"咳嗽咳痰6年余，加重伴喘息胸闷1周"
入院。查体：T：36.3℃、P：92次/分、R：22次/分、　163/93mmHg。胸廓对称无畸形，胸骨无压
痛。双肺呼吸音粗糙，可闻及哮鸣音，未闻及干、湿性罗音，双下肢有水肿。
入院诊断：1.支气管哮喘，2.肺非结核分枝杆菌病，3.支气管扩张伴感染，4.肺空洞，5.肺气肿，6.阵发
性心房颤动，7.阵发性室上性心动过速，8.肺曲霉菌病个人史，9.颈动脉硬化，10.前列腺增生，11.甲状
腺结节

检验结果（包括入院和出院时主要检验情况及日期）
2021-03-23，血清碳酸氢盐（HCO3）测定　　　　　　　　　　/L ；2021-03-23，
镁测定（样本：血液） ：镁 0.98mmol　　　　　　　　　　　　　血液） ：镁 1.29mmol
/L ；2021-03-23，血清肌酸　　　　　　　　　　　　　　　　　21-0.
脂酸测定（样本：血液）：游离脂肪酸　　　　　　　　　　　　视+血脂（27）（样本：

肺病好多

老郭的出院小结

日期：2021-02-15 17:28:10
姓名：郭　　　病区：　　　　P：44ms　　QT/QTc：162/319ms　　平均心室率：233bpm
性别：男　　　住院号：　　　QRS：74ms　　QRS电轴：+73°　　平均心房率：233bpm
年龄：67岁　　床号：　　　　P-R：46ms　　RV5/SV1：2.58/0.96mV　　Rv5＋Sv1＝3.54mV

纸速：25mm/s　灵敏度：10mm/mV　BL：ON　AC：ON　MF：100Hz

1、室上性心动过速
2、ST-T段改变

老郭心动过速发作时的心电图，心跳 230 次 / 分钟

医生给他静脉推点药就缓解了。呼吸内科医生叫过几次心内科会诊，但只要会诊医生看到他骨瘦嶙峋的样子，再听听他的肺，看看他的病历，都会直摇头，无一例外地建议保守药物治疗。

阿姨说："我跟他们都说过药物治疗没有什么效果，能不能想想别的法子。"然而，心内科医生都说老郭的身体条件太差，有可能耐受不了导管消融手术，或者说手术风险很高，有可能死在手术台上；

又或者说有严重肺部疾病的患者消融手术后容易复发等，最后还是说要保守药物治疗，能耗到哪一天算哪一天。老郭的心动过速还是日复一日地发作，他们还是要经常跑急诊。我知道他们已经走投无路了，这天也是抱着试试看的心态来的。

我打开病历系统查询老郭在我院的诊疗情况，顿时惊呆了。就这几年，老郭基本上不是在住院就是在准备住院的路上，特别是近两年的住院频率越来越密集。阿姨非常无奈，面带苦笑地说："这只是在你们医院的，还有去别的医院的呢！"我正吃惊，她又补充说道："救护车隔三差五就要去我们家一次，我们跟救护大队的同志都混得很熟了。"

我又仔细地问了问病史，再翻阅了一遍他的既往住院资料，基本上确定了老郭的问题所在。他不仅患有严重的慢性阻塞性肺气肿，还患过肺结核，肺功能很差，多次因发生肺部感染而导致病情加重并住院。总体上讲，"肺气肿易发生肺部感染"是老郭的老问题，近两年反复发作心动过速是他新问题，也是当前的首要问题。

阿姨说："看了好多医生，跑了好多家医院，都说他的情况很糟糕，没有特别好的法子。可天天这么心慌，叫人怎么活？"

"叫人怎么活？"这句话深深地触动了我的心弦。医者，救死扶伤为天职，我得替他想想办法。对于老郭来说，当下的首要问题是如何解决心动过速发作，尤其是那种心跳 230 次/分钟的"室上速"。通过体表心电图来看，有可能是普通的室上速，房室结折返性心动过速的可能性大。但结合他有肺心病病史，也有过阵发性房颤发作，房扑或者房速也不能排除。如果是经典的房室结折返性心动过速，消融手术就很简单，基本上半小时左右可以快速完成，他或许可以耐受。如果是房速，有可能需要按照房颤消融手术来完成。那样的话，手术耗时长，老郭有可能不能耐受。

阿姨反复强调患者的情况糟糕，我倒是想亲眼看看患者的情况。我让她下次来专家门诊时，把老郭带来让我看看。她说老郭刚才也来了，可不巧心慌又发了，难受得很，面色又不好，就先回家休息去了。她让老郭在家里自拍了一个视频，发给我看看他现在的情况。

在视频中，我看到老郭还能在家里自由行走，比我预想的情况要好得多，本以为他卧床不能动呢。我把我的分析讲给阿姨听，可以争取做一个电生理检查。如果是室上速就好办，简单化处理；如果是房速什么的，视术中患者耐受情况而定。我告诉阿姨，她的丈夫可以争取一次消融手术的机会，但也不用着急，可以回家慢慢商量考虑。然而我万万没有想到，她一口答应"要手术"，说他们已别无选择。随即我给老郭开了住院单。

隔了 2 天，阿姨带着老郭来住院了。我仔细看了一下，老郭的身体情况比我预想的要好。我紧锣密鼓地给老郭完成了术前的各项检查，如期地给他进行了手术。那天的手术还是按照之前的预案，先诱发心动过速，明确心动过速类型后再制定消融策略，尽可能缩短手术时间。心率为 230 次 / 分钟的心动过速很容易诱发，经术中电生理鉴别诊断为房速。结合之前他有阵发性房颤发作和肺心病病史，如果继续进行消融，就要按照房颤的消融策略进行，估计手术时间会长一些。鉴于心动过速的性质比预想的要复杂，并不是普通的室上速。我把检查结果告诉了手术台上的老郭，又问了问他目前的感受情况，有没有胸闷、气促等不舒服，能不能再坚持躺 1 个小时，如果可以的话争取继续消融。

老郭回答说："目前还可以，没什么不舒服。心动过速频繁发作的日子太难受了，继续消融手术吧！"

我告诉他，还得跟他的爱人和孩子再沟通一下。于是，我到手术室门口跟阿姨和他们的女儿进行了术中谈话，详细告知了术中检查的结果和老郭目前的耐受情况。我问了一句："是否要继续消融手术，你们家属要给个意见。"说老实话，如果她们当时有半点犹豫，我很可能会顺势而退。然而，家属们的一致意见是"继续消融"。她们恳切地说："心动过速天天发成这样，生不如死，拜托魏医生了！"

压力瞬间全部转到我的身上了，我甚至在想是不是给自己挖了个坑。当时的情形让我顾不了那么多，我极力地安慰阿姨："不用太担心的，从目前老郭的状态来看，完成手术估计没有问题。"阿姨又是一番感谢的话，这更让我感觉到身上的压力陡然增加。

回到手术间，我要求自己争分夺秒地完成这台手术。我告诉手术台上的老郭，他家人的意见和他一样，同意继续进行消融手术。我叮嘱老郭如果有什么不舒服可以随时跟我讲。我亲自快速地穿刺好房间隔，飞快地左房建模，采用高功率高效消融，双侧肺静脉快速地实现了电隔离。幸运的是，其间发现了右上肺静脉是他的靶肺。肺静脉隔离后，右上肺静脉内自发房颤，肺静脉外已经是妥妥的正常心律。术后观察2天，老郭就出院了。根据之前的经验，这样的手术效果应该是不错的。

一条命捏在手里，责任重于泰山。如果一味地求稳而不作为，那我们会放弃很多生命，这有悖于"救死扶伤"的医者天职。为患者找活路，有时是需要"胆大"，需要有所担当的。但光"胆大"可不行，还得"心细"。对高危患者进行手术，一定要做好围手术期的管理和评估，选择最佳的手术时机，制定个体化的手术方案，做好各种突发情况的处理预案。只有这样，才能最大可能地提高手术的安全性和有效性。总的来说，对于这种高危复杂的病例，要做到"胸中有谱，心中有数"。

患者寻医路，有时候并不容易。为患者找活路，医生也常常不易。面对病情复杂而问路无门或走投无路的患者，我只能常常去安慰，竭尽所能地为他寻条活路。然而，这条路并不是每一次都找得到。

医之心语

高危房颤，胆大心细赢取手术机会

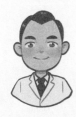

慢性阻塞性肺病患者很容易发生肺源性心脏病，然后导致各种心律失常，在临床上最常见的是房性心动过速、心房扑动或者房颤。这些心律失常会使患者的心率加快，进一步加重心力衰竭。在临床上，这样的患者处理起来非常棘手，给他们做手术是要冒一定风险的。面对两难的选择，我们首先得回答两个问题：做手术是不是唯一的出路？值不值得冒一次险？

以老郭为例，如果他心动过速发作时的心率是一百二三十次，而不是两百多次每分钟，或者有药物可以预防或减少发作，那我断然不会建议他做消融手术。老郭身处绝境，而导管消融手术是他唯一的"救命稻草"。至于值不值得冒险，首先得看冒险成功后能给患者带来多大的益处，其次得考虑冒险失败会有什么后果，再则得看患者及家属的求治意愿和决心，最后再掂量掂量自己有多大的把握。以老郭来说，如果消融手术成功，他就不用发200多次/分钟的心动过速，不用经常跑急诊，可以说是赢取生机，而不单单是改善生存质量或驱除病痛。对他而言，手术最大的风险是消融后复发。复发了等于手术白做，花了钱还吃了苦头。

有句老话说："努力了不一定成功，但不努力一定不会成功。"这样的道理大家都懂。在危重疾病面前，如果不努力一下，就等于放弃生命。老郭的家人和他本人的求治和求生意愿还是很强烈的，我把各种风险和可能的情况都跟他们谈了，他们最终选择了"与其等死，不如舍命一搏"。对于我来说，对手术的安全性是有十分把握的，对手术的有效性有60%～70%的把握。

（魏　勇）

听了妹妹的话，她终于直面房颤

2021年3月的一个下午，我跟往常一样到专家门诊，一位老患者出现在眼前，满面笑容，神采奕奕。一进诊间，她就笑嘻嘻地跟我打招呼，滔滔不绝地讲了一通感谢的话，随即递上了一面红艳艳的锦旗。

我记得她，张阿姨是今年春节后第一个住院做房颤消融手术的患者。她的房颤故事也让我印象深刻。

张阿姨在春节前1个月来我的专家门诊看过。那时的她面色枯槁，忧心忡忡，少言懒语。她稍动就觉得胸闷气短，提不上气，而且说话都觉得很费劲，浑身无力。她说："两个小腿水肿，发胀得很。双脚就像灌了铅一样，沉沉的，拔腿走路都觉得费劲。"

春节前，张阿姨的妹妹去她家串门。当看到张阿姨无精打采、面色黯淡的样子，妹妹十分吃惊。于是询问姐姐是不是身体出了什么问题。

张阿姨如实地告诉妹妹："我发房颤有两年了，平时没怎么在意，就在家附近的小医院看了几回，没有正儿八经地去大医院看过。以前还好，最近喘得很。晚上睡觉经常感觉一口气接不上来，一下子被憋醒了，然后一身冷汗，喘上半天才缓得过来。"

张阿姨的妹妹是我的一个老患者，半年前因房颤在我这里做了消融手术，术后效果很好。这姐妹俩同病相怜，妹妹也经历过房颤的折磨，过了几年担惊受怕的生活。因此，她特能理解张阿姨现在的遭遇和心情。于是，她把自己的诊疗经历如数家珍般地讲给张阿姨听，竭力地劝导张阿姨有房颤得早治疗。临别前，她再三叮嘱张阿姨要去我的专家门诊看一下。

春节前夕，张阿姨的妹妹陪着张阿姨来到我的专家门诊。妹妹眉开眼笑地跟我打招呼，兴高采烈地介绍自己，开门见山地告诉我她是我的老病人，半年前是我给她做的房颤消融手术。她颇为得意地说："以前吧，我的房颤隔三差五发作一次，心慌得不行。现在好了，'心如止水'平静得很，每天过得悠然自得。"她说张阿姨也有这个毛病，好像还比较严重，让我帮忙好好看看。

张阿姨一脸愁容，疲惫地瞧了瞧妹妹。没有等到她开口，妹妹又滔滔不绝地讲了起来，详细地把张阿姨的发病过程讲述了一遍。我补充性地问了一些细节问题，可以确定张阿姨的房颤是持续性的，起码有 2 年之久，之前没有接受过正规治疗，没有口服过抗凝药来预防中风。

另外，她目前的心跳很快，引起了较明显的心衰。我给她开了心脏彩超检查，结果提示左心房不是很大，还比较适合做消融手术。我嘱咐张阿姨首先要坚持口服抗凝药，好好过个春节，节后再进行房颤消融手术。妹妹在一旁也煞费苦心地叮嘱张阿姨，一定要听从医生的建议。

春节刚结束，张阿姨就如约地办理了住院。她妹妹第一时间发微信给我，希望我再一次发力，把她姐姐的房颤也治好。我回复了四个字"竭尽全力"。

张阿姨的房颤消融手术进行得很顺利。术后 1 个月，张阿姨恢复得很好，脸上又有了笑容。我告诉她还要密切随访，3 个月后再评估最终的手术效果。后来，术后 3 个月、半年的结果都是令人满意的，目前张阿姨还继续在门诊随访中。

医之心语

导管消融手术在房颤治疗中的意义与地位

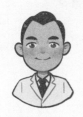

导管消融是以根治房颤为目的的内科介入手术，它最大的特点是微创。导管消融是在局麻下完成手术，伤口只有 2～3 个针眼，手术风险低，术后 1～2 天就可以出院。不同于外科开胸或经胸腔镜射频消融手术，内科导管消融手术的微创程度远小于任何外科手术方式。导管消融手术的治疗效果比较好。据欧美以及国内各主要电生理中心的报告，术后 6～12 个月的随访成功率为 80%～90%。越来越多的证据表明，导管消融手术可以作为房颤患者的一线治疗方法。近些年来，导管设备和消融手术技术连续地更新换代，房颤导管消融手术的有效性和安全性得到进一步提高。国内外各大指南对房颤导管消融手术的推荐级别也越来越高。

（魏　勇）

超高龄房颤患者选择何种治疗，且听我说

2021 年 2 月的一周，我收治了两例超高龄的房颤患者。她们都是 85 岁以上的老人，同时住在一间病房里。虽然她们都是房颤患者，但各自的情况不同，我采取了两种不同的治疗策略，最终都获得了较为满意的治疗效果。

第一位患者是 86 岁的阿婆，她是一个持续性房颤的患者。根据她的病史，我初步估计她的房颤持续了 3 年以上。入院后，我给她安排了心脏彩超检查，结果提示左心房扩大明显，前后径 52 毫米。正常的前后径应该＜ 35 毫米。这两年，她因"活动后气急伴双下肢水肿"多次住院治疗，可以说是我们科室的"常客"。

她的心跳一直很快，平均心率为 110 次 / 分钟。目前已给予了最优化的抗心力衰竭和控制室率药物治疗，但心衰和心率仍然控制得不理想，似乎到了山穷水尽的地步。我反复考虑，确定房颤是导致该患者发生舒张性心力衰竭的主要原因。既然房颤是罪魁祸首，最理想的治疗方法当然是通过导管消融手术根治房颤，让心脏恢复到正常的心律。

然而，由于阿婆的年龄大，房颤持续时间较长，左心房扩大明显，心电图的心房颤动波很小，预估其消融术后的复发风险高，而一旦复发，患者的心功能还是会继续恶化。再结合自己的临床经验，对于这种超高龄的房颤患者，一旦消融术后复发，基本上都会拒绝第二次消融手术。

　　另外，房颤消融手术的时间比较长，如果患者的心功能较差，有可能因不能耐受手术而被迫中途终止。思前顾后，我最终决定退而求其次，向阿婆建议了手术时间短、风险低、肯定能解决患者目前心慌和心衰问题的一个手术，即"房室结消融 + 左束支区域起搏"。

　　说起这个手术的治疗原理，其实并不复杂。我们的心脏主要由两部分组成，即心房和心室。心房在上，是心脏的"指挥所"，主指挥作战、发号施令之责；心室在下，是心脏的"工作前线"，主要负责领命作战，死守阵地。心房和心室之间有座"桥"，叫房室结，心房的信号只能通过它才能传达到心室。发房颤了，心房里乱成了一锅粥，可谓是群魔乱舞。这时候的心房发出既快又乱的信号，这些乱七八糟的指令又经房室结下传至心室，随之把心室也带乱了，导致心室快而乱地跳动。

　　因此，房颤发作时心率多会增快，节律会绝对不齐，心脏及脉搏的搏动强弱不等。正常时，我们的心脏跳动是很有规律的，是齐刷刷的"1、2，1、2……"的节奏；可是发房颤了，它就变成了完全没有规律的圆周率。

　　通过房室结消融，把心房和心室之间的"桥"烧断。这样，房颤时心房产生的杂乱信号就不能下传到心室，也就不会扰乱心室的工作。它能解决房颤引起的心动过速，同时一定程度上缓解快室率房颤引起的左心室舒张功能障碍，能消除患者的心慌症状和减轻心衰表现。与之同时，消融毁坏了房室结，也就是心房和心室之间的"连接桥"断了，心室就彻底接收不到心房的刺激信号，那样会导致心室停跳。这个时候，我们需要通过左束支区域起搏来解决房室结消融后的心室停搏的问题。通过起搏器，可使心室获得稳定心率的生理性起搏，最终可以实现姑息房颤而解决房颤引起的心衰和心慌症状。通过这个比房颤消融手术更简易、更安全的小手术，可以解决超高龄房颤患者的大问题。阿婆的手术在 1 个小时左右就完成了，术后第 3 天就出院了。随访至今，她再也没有住过院，日常活动也没有心慌、气急的症状。

第二位患者是 89 岁的阿婆，因"反复胸闷、心悸 1 年余"入院。入院后行冠状动脉造影检查提示轻度冠状动脉狭窄。住院期间患者再次发作了心悸，床边查心电图提示房颤。我考虑她反复发作的心悸、胸闷是由阵发性房颤引起。鉴于她目前的心功能尚正常，左心房前后径 42 毫米，只有轻度扩大。患者平时生活质量高，日常生活都可以自理。我认为她虽然年龄比前一位患者大，但身体状况、精神状态和心功能都比前者要好，尚可以耐受局麻下的房颤消融手术，总体上预判她的消融手术成功率相对较高。最终，我决定给她做房颤消融手术。

术前，我跟患者家属谈话，达成了一致共识，决心通过导管消融手术给这位阿婆争取一次维持正常心律的机会。为了顺利地完成手术，我做足了准备，特地采用新一代 56 孔 SF 导管，用高功率消融以提高消融效率，缩短手术时间和减少盐水灌注量，从而降低术中发生心衰加重的风险。

阿婆一上台就发作了房颤，在消融过程中房颤终止，考虑右侧肺静脉为房颤的触发病灶。完成消融后，我给予双部位快速心房起搏刺激及静滴异丙肾上腺素药物，未再诱发房颤。术中遇到这种表现，理论上手术效果应该不错，我很高兴地下了手术台。术后观察 1 天，阿婆就开开心心地出院了。随访至今已有 1 年半，阿婆未再有胸闷、心悸发作。

同样是房颤，在不同的患者身上的表现形式是多种多样的，有的人心慌，有的人胸闷；有的人感觉走路气喘，有的人食欲减退、双腿水肿；有的人直接发生中风，还有的人什么症状都没有，而是在体检时或看其他病时无意中发现。房颤对每个患者身体状况的影响是各不相同的。因此，我们看待房颤，就像我们看庐山一样，"横看成岭侧成峰，远近高低各不同。"总的说来，要治疗房颤，就要从每一位患者的自身条件出发，寻求最适合患者的个体化治疗，要求治疗效果最好、安全性最高、性价比最优、患者最乐意接受。

医之心语

房室结消融联合生理性起搏，没办法的办法

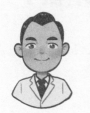对于高龄房颤患者选择何种治疗要因人而异，积极的个体化治疗能让高龄房颤患者恢复从前的高质量生活。

房室结消融联合生理性起搏是一种姑息房颤治疗法，专门针对房颤引起快而乱的心跳进行干预的治疗。房室结本身是心脏里的正常解剖结构，一旦损毁就无法再修复，需要安装永久起搏器。因此，在选择该手术时，一定要谨慎，通常只有在实在没有办法的情况下采用。房室结消融联合生理性起搏绝对不是房颤患者的常规选择，是走投无路时，没有办法中的办法。它能够解决一些特殊房颤患者的大问题，但不作为首选。总的来说，只要能争取消融，就一定要去努力争取；实在没有办法的情况下，还可以选择房室结消融联合生理性起搏。

（魏　勇）

我给下肢动脉栓塞的房颤患者做了"一站式"手术

2021 年国庆节刚过,隔壁血管外科的张主任转诊了一个患者给我。他叫老王,近 70 岁,一头黑发,高大魁梧的身材看上去很结实,就是精神有点萎靡。2 周之前,他突发双下肢剧烈疼痛,不能行走,双腿摸上去冰冰凉凉的。他吓蒙了,把家里人也吓坏了。他们赶忙打了"120"叫救护车,三四个人手忙脚乱地把他送到医院急诊。

急诊医生怀疑是急性下肢动脉栓塞,给老王做了双下肢动脉彩超和增强 CT,均发现双侧股动脉都有血栓,遂请血管外科进行了急诊介入取栓治疗,并在股动脉植入了两枚支架。在这次住院过程中,老王做了普通心电图检查,发现有房颤。随后又做了 24 小时动态心电图,仍然提示全程房颤。结合发病特点和房颤的发现,血管外科医生怀疑是房颤引起的心源性栓塞,即左心房的血栓脱落,掉入股动脉,然后把那里的血管堵死了,引起急性下肢缺血。医生告诉他,幸亏送得快,及时开通了被堵塞的血管,不然双腿会坏死,后果不堪设想。

我看了看老王的所有诊疗资料,非常赞成血管外科医生的判断。我问了问他:"您有房颤,难道之前就一点症状都没有吗?"

"没有啊,我从来不知道什么是房颤。这几年都没有体检过,更没有去过医院。"

我接着问:"以前就没有觉得心慌过?没有觉得走路容易气喘过?"

老王想了想，然后回答："3 年前，有过一段时间觉得有点心慌，还以为是那段时间工作太忙、太累的缘故，就没有太在意。过了几个月就好了。平时没有什么不舒服，就是有时候摸自己的脉搏，发觉是乱的。"

我没有办法判断他的房颤到底有几年了，只是根据心脏彩超报告的左心房大小和他的讲述，初步估计他的房颤持续 3 年以上。我给老王科普了一下房颤，他听得很仔细。随后他着急地说："医生，该怎么治这个房颤，我全听你的。"

我告诉他："不用着急，先坚持吃抗凝药，恢复一段时间后再来做房颤消融手术和左心耳封堵手术。"对于老王的治疗，我推荐"房颤消融 + 左心耳封堵"的"一站式"手术。我考虑到房颤是导致左心房血栓形成的罪魁祸首，左心耳是左心房最容易长血栓的地方，并且左心房血栓一旦形成，对老王的危害是致命性的，因为他已经发生过栓塞事件。此外，老王的心房比较大，房颤消融后的复发风险相对较高。我把这些都讲给老王和他的妻子听，并拿张白纸画出了左心房及心耳的示意图，详细地告诉他们血栓在什么地方形成，怎么脱落，左心耳封堵是堵在什么地方等。最后，我告诉老王，综合来分析，对于他来说，眼下重中之重的事情是预防房颤引起的栓塞。要将左心房血栓形成的风险降至近乎"零"，我建议双管齐下，以绝后患。在此基础上，再争取通过导管消融将房颤终止并恢复到正常心律，来一个"釜底抽薪"。为了实现标本兼治，"一站式"手术即"房颤导管消融 + 左心耳封堵"，对于老王来说是一个最佳的选择。我叮嘱他好好吃 3 周的抗凝药，要等左心耳血栓彻底化掉后再住院做这个"一站式"手术。

3 周后，我安排老王住进了医院。很不巧，住院第 2 天他就发了带状疱疹，整个右额全是水泡，还发热，眼睛都肿了。我给他请了皮肤科会诊，局部上了药，体温慢慢地恢复了正常，但后遗的神经痛还是蛮厉害的。皮肤科医生说要十来天才能恢复。我和老王商量暂时取消这次手术，先出院休养。

待疱疹彻底好了，老王再次住进了医院。我给他完善了术前相关检查。其中一个检查对于他来说是至关重要的，那就是经食道心脏彩超检查（简称食超）。因为食道紧靠在左心房的后方，可以通过口腔，经食道把一根超声探头放置在左心房后方，从而能清晰地看到左心房的解剖结构，特别是能看清楚左心耳内是否有血栓形成。因此，在术前我们都会常规给患者开食超检查。只有明确左心耳无血栓后才能开展手术。否则，万一左心耳有血栓，消融手术过程中导管进入左心房后就很有可能把血栓捅下来，从而导致术中急性脑栓塞。食超检查最大的缺点是患者会比较难受，要把一根直径约1.5厘米的软管子，即超声探头，经口腔、咽喉部送入食道，患者常常有恶心反胃，像做普通胃镜一样的感觉。大多数患者都能耐受，只有少数人因反应大而不能配合检查。

老王一听到要捅喉咙，像做胃镜一样，吓得瑟瑟发抖。他问能不能不做这个检查或用别的无痛苦的检查来代替。我给他做了左心房增强CT，初步排除了左心耳血栓。为了安全，像他这种已经脱落过心房血栓的，更应进行食超检查来百分百地排除左心耳血栓。鉴于此，我告诉他可以选择术中做心内超声，但目前属于自费项目，自己要付1万多元。

老王立即答应了，笑着说："宁愿多花点钱，少受点罪。此时若舍不得花钱，那钱只是钱！"我听到后面这一句，觉得有点哲理。

心内超声和食超的工作原理基本一样。心内超声是在大腿根部穿刺股静脉后，经股静脉把更细一些的超声探头送到右心，然后在心内完成超声影像检查。心内超声给患者带来的最大不适是在股静脉打针穿刺的时候，不适程度和平时打静脉针一样。一旦静脉通路建立，后面就没有任何不舒服。超声导管在静脉里面行走时，患者是没有任何感觉的。相反，食道超声导管从口咽部进入食道时，患者的反应是蛮大的。正因为心内超声能极大改善房颤患者的就医体验，它在国外已经成为常规检查。在国内，由于需要考虑医保和自费支付等经济因素，我只对一些经济宽裕且不能耐受食道超声的患者才进行推荐。

那天的手术还算顺利。老王的左心房比较大，房颤消融花了不少时间，紧接其后的左心耳封堵也是一气呵成。老王术后观察几天就出院了，目前门诊随访中。

医之心语

"一站式"手术适合哪些患者

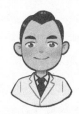

  房颤"一站式"手术就是指"导管消融＋左心耳封堵"在一次手术中完成。导管消融是为了解决房颤发作的问题，左心耳封堵是解决房颤后左心耳易形成血栓的问题。目前有研究表明左心耳封堵预防栓塞的效果不差于口服抗凝药，但并没有优于或者远优于口服抗凝药。抗凝药已被证实能降低 60% 左右的栓塞风险，也就是说还有约 40% 的残余风险。对于一些已发生过严重栓塞事件（如脑梗、心梗、肠系膜上动脉栓塞、外周动脉栓塞等）的患者来说，彻底预防下一次栓塞是至关重要的。要做到彻底，"导管消融＋抗凝药＋左心耳封堵"是一项不错的选择。

  对于没有发生过栓塞事件的阵发性房颤、左心房不大、房颤持续时间小于 5 年或经历一次手术复发但标测过左房基质尚好的患者，我是坚决不建议直接进行"一站式"手术的。因为这样的患者在经导管消融手术后，治愈房颤的概率还是挺高的，左心耳封堵没有必要或者不需要那么急着做。对于这些患者，如果房颤治好了，左心耳封堵就显得有点多余。有人会说房颤导管消融后还是会复发，一年、两年不复发，五年、十年后会复发。我通常会这样反驳这种观点：房颤本身是一种老年病，年龄越大发病率越高，在 85 岁以上的老年人患病率为 30% 左右。越来越多的研究表明，通过消融实现早期节律控制能够让房颤患者更早地获益。哪怕有复发，但只要通过导管消融降低了房颤的负荷，延迟了房颤的持续年限，也会给患者带来明显获益。至于左心耳封堵，更不必急于一时。等到房颤患者年龄高了，栓塞风险评分上去了，房颤实在治不好了，再做左心耳封堵也不迟。我是不支持用左心耳封堵来做所谓的"未雨绸缪"。说不定随着医疗技术的飞速发展，过几年又会研发出解决左心耳血栓的更好药物或办法。然而，一旦把封堵器塞到左心耳里，那可是再也拿不出来的。

我一直在呼吁，我们千万不能进入一种理解误区，如"做左心耳封堵是为了替代口服抗凝药""为了不吃口服抗凝药就去做左心耳封堵"。我特别强调的是，在决定做左心耳封堵时要慎重。依据现有的临床研究数据，最好是在"房颤好不了，栓塞风险又很高，且不能耐受抗凝药"的条件下，方才考虑左心耳封堵手术。总的来说，做左心耳封堵，不必操之过急。

（魏　勇）

The voice of suffering 患之心声

——我的房颤故事

5 位患者投稿分享他们的经历，
讲述他们与房颤，或初遇，或相伴数年，或分分合合。

第三次房颤消融成功记

2020年的梅雨季特别长，长达42天，而我经历了一次难忘的治疗经历。

1999年上半年，单位给了我补贴，让我购新房，我投入了极大的热情来装修新房子。有一天，我忙乎了一天回到家，吃晚饭时喝了一点白酒，心想可解解乏。刚吃完饭，我又想洗个澡早点睡觉。谁知道就在洗澡时，我的心脏狂跳，感觉快要跳出嗓子眼了。于是，我马上去医院急诊，打了针，才慢慢恢复到正常心律。就是这次，我被诊断为房颤。从此，房颤缠上了身，那年我47岁。

接下来的寻医路可谓苦不堪言。各种西药轮番上阵，但都无济于事，如胺碘酮、地高辛、心律平、倍他乐克、索他洛尔、阿罗洛尔等。无奈之下，我只好去一家市级医院做了两次消融手术。手术后最初的一二年还好，可能因为没有除根，后来又复发如初。房颤隔三差五地来一次，发作时间短的半小时，长的3~4个小时，生活毫无质量可言。

雪上加霜的是，多年的提心吊胆，如惊弓之鸟的生活，使我又患上了焦虑症。房颤和焦虑症互为影响，病情越发严重。我每天背负着沉重的"思想包袱"工作，如坐针毡。我曾经产生过提前退休的念头。

在走投无路的情况下，我找到原中山医院导管室主任何梅先教授，她建议我去找上海市第一人民医院的刘少稳教授看看。经过激烈的思想斗争，我决定到刘教授那里再做一次消融手术。对于能否根治房颤，我也是心存疑虑。这也是走投无路的无奈之举，但信心还是要有的。

与前两次不同的是，在我的要求下，这次采用是全麻状态下的消融，而不是局麻。局麻时头脑是清醒的，但手术过程中要躺着一动也不能动，这对我这种有焦虑症的人来说，是很难熬的。

刘少稳教授的团队对我的治疗十分负责。我的手术由他们团队中的主要术者魏勇副主任医师负责，他是上海交通大学医学院毕业的博士，还有一位医生是从美国留学归来的博士陈松文。手术共进行了 6 个小时，包括术前准备和术后苏醒的时间。术后整体情况良好，但在回病房后又发生了一次房颤，打了针后很快就好了。据两位手术医生说，这是恢复期的正常现象，因为心脏在手术中受到了损伤，表面有一些水肿，经过调理休养就会好。

正如医生所说，术后 1 年半来，心脏只发生过一些早搏，吃早饭后心跳有点快，并未发生过房颤，说明手术取得了成功。同时，因为诱因解决了，我的焦虑症也大为好转。

我想感谢医学，是医学的发展，造福了人民；还想感谢医生，是医生孜孜不倦的钻研，掌握了新技术，造福了患者。我还要谢谢刘少稳医生"为而不恃，功成而不居"。谢谢魏勇医生，自谦而具韧劲，他成功的背后是付出了比常人多得多的辛劳。

正是："疾病缠身毛发疏，廿年沉疴一朝除。医生妙手回春力，功业不虚有宏图。"

（朱先生）

魏勇医生回复

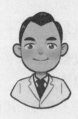

"复发"是每一个房颤消融术后患者不愿意面对但又不得不面对的问题。对于持续性房颤，目前没有统一的术式。各大中心的消融策略、手术终点、肺静脉前庭隔离质量有很大区别，所以报道的持续房颤首次消融手术的成功率差别很大，为40%～70%。我们中心在刘少稳教授的严格要求下，以扎实、硬核的手术风格著称，我们的持续房颤单次消融手术成功率为80%～85%。

房颤射频消融术后复发的原因有很多，主要与消融环或线存在漏点、触发灶识别不清楚、心房基质太差和房颤发病机制不清楚有关。对于前两种原因导致的复发，还是有必要进行二次手术的。

当房颤消融术后复发遇上重症肺炎

我是一名老房颤患者。我怀着无比激动的心情，表达对医院的感激，感谢上海市第一人民医院心内科的医护团队。

2018年7月22日上午，我因患有房颤而突发脑卒中，经积极治疗后没有太大的后遗症，也算不幸之中的万幸。经历这次"劫后余生"，我对房颤的危害有了深刻的认识，也决心要"亡羊补牢"，积极争取将房颤治愈。随后经多方打听和别的房颤病友介绍，我找到上海市第一人民医院刘少稳教授。在2018年10月，我住进了上海市第一人民医院心内科，刘教授安排他的第一个博士弟子魏勇副主任医师来负责我的日常治疗。住院第3天，在刘少稳教授的悉心指导下，他们团队成功给我进行了房颤射频消融的微创手术。在房颤诊治团队的精心治疗和护理下，我在术后第2天就出院了。之后，我定期在魏勇医生的专家门诊进行随访。每次随访时，魏医生总会详细、耐心地检查和问诊，并在他的小本子上记录每一次的随访结果。

我现在是将近80岁的高龄老年人了，在持续性房颤术后3年中没有再发过一次，我也一直安然无恙。2021年12月，我又复查了一次动态心电图，仍然是全程的正常窦性心律。魏医生再次告诉我房颤消融手术效果不错，还是如常地叮嘱我仍要坚持定期随访，一年得至少做一次动态心电图。

直到2022年1月26日，我突然感到胸闷、气喘并伴有咳嗽、咳痰，而且痰中少量带血。我感觉情况不妙，于是急匆匆地在附近医院的呼吸内科门诊寻求治疗。做了胸部 CT 和验血后，我被诊断为急性肺炎，然后进行 3 天输液消炎治疗。然而，病情没有好转，气喘反而愈发加重了，心也慌得厉害。熬到 1 月 28 日，我的气喘日益加剧，连走路都十分困难。因为临近春节，我实在不想住院，可是怎么也熬不住了。于是，出于对魏主任的信任，当天上午就去了上海市第一人民医院心内科的专家门诊。一见到我这个老患者，魏主任就热情地接待了我，并详细询问了一些情况，问了什么时候开始喘，有没有咳嗽，有没有发热，有没有痰，痰是什么颜色，是痰中带血丝还是血痰混成一体等。随后他又仔细地听了我的心脏和肺。这期间，我观察到他变得严肃，我约莫猜到自己的情况不容乐观。

魏医生再三询问我有没有去过新型冠状病毒风险区，检查我的核酸检查结果和血常规报告，他初步判断可能是较严重的肺部感染。随即他又问我外院做的胸部 CT 片子带来了没有，说要亲眼看看肺部炎症情况。我之前是在当地医院查过胸部 CT，但只拿了一个纸质报告，没有去打印片子。考虑到我住得远，一个来回得花两三个小时，魏主任建议我重新查一个，我同意了。魏主任立即为我安排了急诊胸部 CT 和心电图。心电图提示"快室率房颤，心率 124 次 / 分钟"。半小时不到胸部 CT 的结果出来了，他打开电脑仔细阅片，发现右肺有大片感染灶，并把肺部 CT 上那些白糊糊的病灶一一指给我看。结合肺部 CT 表现和血常规结果来分析，魏主任考虑为严重的肺部细菌感染。至于房颤，消融手术后这 3 年来一直都没有复发，3 周前我才来门诊完成术后第 3 年的随访，查了动态心电图也是正常的。但此时，我和家人看到心电图结果都感到害怕，害怕房颤复发，害怕还要再次手术！

当我们还在纠结房颤复发的事情时，魏勇主任倒是义正词严地说："现在房颤不是重点，最重要的是先控制好肺部炎症！房颤有可能是肺部感染诱发的！"随后，他又语重心长地告诉我，这个肺炎比较严重，有可能还会有进展，光靠急诊输液是肯定不行的，一定得住院正规治疗，也一定不能再拖。再过 2 天就是除夕了，魏勇主任建议我先回当地住院治疗，这样在春节期间方便家里人照护。我明白了病情的严重性，也想住院治疗，最终决定舍近求远。我想住在魏主任的病床上，为了图个心里踏实。魏主任二话没说，当即给我安排了住院床位。但同时他强调让我做好在医院里过春节的准备，别好转一点就吵嚷着出院。

我和家里人有点担心春节假期住院得不到很好的治疗。魏主任一眼就看出了我们的顾虑，又耐心细致地向我们讲述了一遍病情，并宽慰我们，即使在春节假期，他也会全程跟踪和关心我的治疗。这使我们既放心又感动。于是，我们家属想送礼以表达对魏主任的感谢，结果遭到他的坚决拒绝。他说："您是我的老病人，请你们放心！"这一句平凡又庄严的承诺深深打动了我们，我们敬佩魏医生，也绝对相信他！我将自己托付给这样的医生，真心感到无比幸运，无比放心，真正感受到了白衣天使救死扶伤的神圣与崇高风范。

住院后，魏主任每天亲力亲为地观察我的病情变化，并及时调整用药，还请呼吸科医生来会诊。果不其然，在魏主任的悉心治疗下，我的病情很快得到控制，并趋向好转。我的呼吸不急促了，心情也舒畅了许多。除夕前一天，魏主任查房又特地嘱咐我要安心在医院过春节。春节假期尚未结束，我在病房中意外地见到魏主任来查房，他对我的状况非常了解，并安排复查血液化验和胸部 CT 来观察肺部炎症的吸收情况。听到魏主任查房时很详尽地给下面的年轻医生分析我的病情，我真的无比感动。

经过魏主任的精准治疗和心内科全体医务人员的悉心照料，我的病情得到了控制。复查结果也出来了，血的炎症指标已恢复正常，肺部炎症也基本上吸收了。我说我的心也不慌了，似乎恢复到以前的状态。魏主任半信半疑，当即拿出听诊器听我的心跳，然后微微一笑，告诉身边的住院医生，房颤已经自行转复到正常心律了，并吩咐住院医生再给我做一个心电图。心电图结果显示心律还真是恢复到正常了，难怪这两天我觉得轻松了许多。

魏主任说："这次房颤复发很可能与严重的肺部感染有关，炎症控制好了，房颤就自然而然地终止并恢复到了正常心律。"随后，他建议我出院。刚开始，我的家属还是不太放心，还想继续住院巩固几天。后来，经过魏医生的耐心疏导，打消了我和家人的担心和顾虑。于是，我在2月8日下午办理了出院手续，并约定2周后继续在魏主任的专家门诊随访。目前我谨遵医嘱，病情基本处于稳定状态。

为此，我特写此文表达我们内心的感激，再次给白衣天使们点赞，致敬！

（刘老伯）

魏勇医生回复

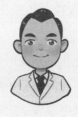

房颤消融术后，多数房颤患者是能够维持正常心律的，但还是有小部分患者会有复发。在消融术后，保持健康的生活方式（如戒烟戒酒，规律作息，不熬夜）和控制好危险因素（控制血压、血糖、血脂，针对原有的基础心脏病进行优化治疗等）对维持房颤消融手术的长期成功率是有显著帮助的。像本例患者，持续房颤消融术后3年一直很好，但这一次突然复发，多半是有原因的。结合他的发病过程和特点，考虑这次严重的肺部感染是房颤复发的一个重要诱因，因此要积极针对这个诱因进行治疗，而不是针对房颤本身。诱因解除了，房颤有可能会自行终止。后面的治疗结局也印证了这一点，肺部感染控制好了，房颤就自行转复到正常心律了。

对于像这个病例，如果肺部炎症控制好了，房颤还是不能终止该怎么办？我的处理策略是先考虑予以药物复律，必要时电复律一次，然后连续口服一段时间的抗心律失常药（如可达龙、心律平、索他洛尔或决奈达隆等），如果两三个月都能稳定维持正常心律，则逐渐减量并慢慢停用抗心律失常药。遇到这种情况，我一般不会立即建议患者进行第二次消融手术。除非经上述复律处理后，房颤仍然反复发作，我会结合患者上次消融手术的情况和心房的基质条件，慎重决定是否建议患者接受第二次消融手术。

在这里，我再次强调一点：房颤的治疗是一个系统化工程，需要通盘考虑，也需要个体化。有时候我们并不能只看房颤本身，光治"标"往往是不够的。其实，针对房颤的诱因和病因的治疗也同样重要，也就是说还得治"本"。既然要标本兼治，那么是先治"标"后治"本"，先治"本"后治"标"，还是标本同治？这就需要医生运用临床经验和哲学思维来个体化选择。

不想活的我又向百岁进军了

前几天我女儿在微信朋友圈看到了魏勇医生在自己的微信公众号"安心天下"发布的《我和我的房颤病人》征稿通知。他号召他的房颤患者们讲出自己的房颤故事，以患患相教的方式向普通老百姓科普房颤防治知识。我想："魏医生为了科普房颤真是煞费苦心！"我是他的一个老患者，接下来，我来讲讲我的房颤故事吧。

我是 2021 年在门诊遇见魏勇医生的，当时是因为气喘和心慌得难受去就诊。说实话，我是真不愿意去医院，是我女儿软磨硬泡把我拉过去的。毕竟，我是 92 岁的人了，说实话，我早已活过本了。说不想活吧，也不全是。我平时身体还不错，别看我是冲着百岁去的人，一年之前的我可以生活自理，脑子还蛮灵光的，腿脚都利索，说话也不带含糊的，基本上没有给子女添过什么麻烦。如果一直这样，我还是很想多活几年的。然而最近这一年，我觉得自己不行了，走都走不动，气喘得厉害，心跳也不得劲，总是觉得心慌慌的。特别是在看魏主任门诊之前的几个月，两条腿也肿得发亮。

第一次看魏主任门诊，他听了听我的心脏，按了按我的小腿，给我开了心电图、心脏彩超和抽血化验检查。心电图做出来是房颤，心跳 120 多次 / 分。心脏彩超提示心脏扩大了，化验的心衰指标也很高。魏勇主任拿着这些结果，又瞄了瞄我，然后眉头紧锁，沉思了一会。从他的表情里，我看得出我的情况比较麻烦，有点棘手。其实也不用猜，我自己也知道大概是什么情况，早有心理准备了。

魏主任告诉我们，是房颤引起的心衰，考虑我的年龄太大，先吃药治疗看看。他给我开了两个可以增加小便的药，一个预防中风的药，还有一个每天吃半片的减慢心率的药。临走前，他又交代了一遍哪种药该如何吃，并嘱咐我下周再来看一下腿肿有没有减轻。

我在家里老老实实地吃药，小便似乎有所增加，腿肿有所减轻，但心慌没有什么好转。1周过去了，女儿又用轮椅推着我去了魏主任的专家门诊。魏主任再次听了听我的心脏，按了按我的小腿说："水肿有些减轻，但心率还是很快。继续吃药，实在不行就做手术。"

"这么大年纪，还能做手术？"我女儿急切地问。我瞪了瞪她，表示我宁死也不愿做手术。

魏主任说："房颤是有得治的，不是什么大毛病。只是您的年龄太大，房颤持续的时间也不清楚，现在心脏扩大也明显，消融手术就不考虑了。退而求其次吧，把心率控制下来就可以很好地解决心慌的问题。可以做一个'房室结消融＋左束支起搏'手术。这个手术很小，风险很低，手术时间也很短……"

我没等魏主任把话说完就打断说："我不要做什么手术！就吃药！能混几天就混几天。我可不想死在手术台上！"其实，我根本听不懂魏主任在讲什么，只知道有什么房颤，什么消融，什么起搏器的。它们具体指的是什么，干什么用的，我一概不知，也不想知道。我的女儿倒是竖着个耳朵听得很认真。

见此，魏主任无可奈何地说："好吧，继续吃药观察一段时间。"他随即给我开了1个月的药。女儿把我推出诊间，突然自己又折返进去。她又去问魏主任，是不是做那个小手术就可以解决我的心慌问题，魏主任给的答案是肯定的。女儿推着我回家，一路上都和我攀谈治疗和手术的事。刚开始我很反感，极力反驳，到后面干脆沉默不语。

又挨了1个月，药也快吃完了，我的腿还是肿得发亮，像要冒出水似的。我是真的觉得忍受不了，叫女儿再带我去魏医生那里看看。魏主任告诉我们，目前药物治疗的效果不好，心率一直压不下来，还剩下唯一的治疗方法就是做个什么消融和装个起搏器。"我吃得消吗？”我忐忑地问魏主任。

“手术创伤很小，是局麻下做的。手术时间很短，风险也很低，应该可以耐受。”魏主任的回答让我女儿安了心。她在一旁极力地劝我做这个手术，可我还是举棋不定。

“手术做成功了，您不就好了？”我女儿反问道。

“手术失败了，我不就完了。”当我讲出“完了”二字，心里突然敞亮了一下。“完了”也就解脱了，反正这辈子已经活赚了。话虽然这么说，但我还是犹豫不决，想回家再考虑考虑。我还是请魏主任给我开了药。

魏主任笑着对我说：“没有关系，再等等看。我还是有办法治您这个病的，关键看您什么时候下决心！”魏主任又招呼我女儿，请她注意哪几个药要加量，并要留意我的体重变化等。医生口中的“有办法”，对于所有的患者来说都是最大的安慰和鼓舞。就医，我们最害怕听到的是“无能为力、无药可医”。

我又回到家里，突然想起了在日本当泌尿外科医生的外甥，我想问问自家“内行人”的意见。外甥仔细了解了我的诊疗经过，说他也不太懂心脏病的治疗，但看得出魏主任是很严谨的，叫我听魏主任的就好。听到外甥的这席话，我像吃了颗定心丸一样。

又过了半个月，我终于下定了决心，大不了“以死相搏”。我女儿又推着我去了魏主任的门诊。他满脸笑容地相迎，亲切地问道：“最近怎么样了？”

我直奔主题地告诉他，我们决定做这个手术了，希望能尽早安排住院。魏主任竖起了大拇指，语重心长地说：“请放心，办法总比困难多。”

我在魏主任的安排下顺利地住进了医院。他是我的主管医生，也由他来主刀手术，我和我女儿的心踏实了许多。魏主任并没有立刻给我安排手术，而是加大了静脉用药，说是要先纠正一下心衰，确保术中安全。几天下去，我的小便猛然增多，一双小腿一下子瘦了好几圈，人轻松了许多。魏主任鼓励我试着下床动动看，没有想到，还真能走得动了，也没有之前那样气喘。

魏主任说我的心功能调整到位了，就给我安排了手术。那天他的手术很多，估计要从早上做到深夜。他特地把我排在了第一台，早上 8 点他就来病房看望我，安慰我不用紧张，告诉我只要躺在手术台上 1 个多小时就好，手术过程中可以和他聊聊天。随后，我被送到了手术室。我在手术室里又见着了魏主任，他亲自给我消毒，铺手术单子。后面我被遮在手术单下面，看不见他在做什么，只感觉到他在我的左前胸部打针。手术比较顺利，1 个多小时就结束了。术后，魏主任每天都来看我，给我的起搏器植入伤口换药，直到彻底愈合。

自那以后，我的心再也不慌了，走路也不怎么喘，似乎又恢复到了从前。在魏主任的帮助下，我算是又"活"过来了。邻居们见到我都很好奇，都说之前病蔫蔫的我怎么就像换了个人似的，容光焕发。我逢人就夸："魏医生是我的救命大恩人，本来都不想活了的，现在我想活到一百岁！"

得知魏医生正在撰写房颤的科普图书，我知道他是为了救治更多的房颤患者。作为普通老百姓，很多人都不知道房颤这个病，从而没有得到及时有效的治疗。魏医生心地好、医术高，总能设身处地为患者着想，我很信赖他。听到他的征稿消息，我赶紧叫女儿帮我联系，我要把我的房颤故事讲给大家听，现身说法地告诉所有房颤患者："房颤不可怕，可以治，得早治！"

（王阿婆）

魏勇医生回复

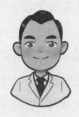

高龄老年人，特别是超高龄的老年人，一旦发生房颤，生活质量会急速下降。对于这一部分患者，该采取何种治疗方法会受到很多因素的影响，例如患者的治疗意愿、家属的支持力度、家庭的经济情况、医生的专科处理能力和心态等。在临床工作中，我会经常遇到一些不恰当的放弃治疗，原因是多种多样的。有些是患者不想治，有些是家属不愿治；有的是缺钱而无可奈何地放弃，有的是子女意见不一而在争吵不休中放弃，有的是孤寡老人在无人过问中被放弃。

王阿婆的成功救治，最大的功劳还得归于她的女儿。虽然她自己的年龄也不小了，但还是尽心尽力地照顾母亲，而且非常有耐心。在王阿婆几次拒绝我的手术建议，我自己也准备放弃的情况下，她女儿的苦口婆心终于赢得了王阿婆的回心转意，并最终争取到了生机。有时候，临床治疗的决策过程是非常艰难和痛苦的，有各种"万一"和"可能"。但只要我们怀着一颗大爱的心，从患者的核心利益和关切出发，就总能找到一个最适合患者的个体化治疗方案。听到王阿婆在疫情期间也过得很好的消息，我别提多高兴了。我衷心地祝愿她向100岁冲刺，也会一直关注着她！

王 持续颤

昨天 12:59

魏医生你好，不知你还记得吗？我是你的房颤病人王 老太太的女儿。去年多亏及时接受了你的治疗现在我妈的状况非常好，我们都非常的感谢你。我把你们征稿一事转告了她，她很感兴趣也有投稿的意欲，由于年龄太大写字时手要发抖，如果是电话采访她很乐意接受。如还在征稿可与她联系，她家里的座机有问题不能用，可打她手机，号码是1 。因疫情关系我也不在她身边，帮不上什么忙。现一人居住每天有个阿姨去看看她。

昨天 13:17

好的，记得她，她外甥在日本当医生的。谢谢！

老夫妻房颤多亏两个"魏主任"

　　我和我的爱人都是房颤患者，都在魏主任那里求治过。现在我来给大家分享一下我们老夫妻的房颤故事。

　　2019 年 1 月 21 日凌晨是一个令我终生难忘的时刻。深更半夜，我突然觉得胸闷、心悸，根本无法入眠，强忍了一会就冷汗淋漓，头昏目眩，双腿根本无法站立。家人见状吓得不轻，立刻拨打了"120"急救电话。救护车呼啸而至，医护人员当即给我做了一个简易心电图，判断为房颤急性发作。随后，他们把我送往某医院急诊。我再次做了心电图检查，还是确诊为房颤急性发作。急诊医生给我静脉推药后有所好转，随后就让我回家观察。第 2 天，我又去该院看了门诊，配了点药，吃完后感觉还是没有彻底好转。过了 1 个星期，我又去这家医院看了几次特需门诊，吃了不少药，但还是不管用。我的病情没有起色，走路也气喘得很。后来经朋友介绍，我去了另外一家医院住了 10 天院。在病房里，我天天吃药、打吊针，但心慌的症状一直没有明显好转。出院后，我经朋友介绍去了上海市第一人民医院心内科魏勇主任的专家门诊就诊。

　　那天去门诊，我第一眼看到魏主任，觉得他有点年轻，心里直打鼓，只是抱着试一试的心态，还是看了一下。魏主任一进门就跟我打招呼，示意我坐下来。他认真听我汇报完发病过程，然后听了听心脏，告诉我目前还是房颤心律。他问了一句："知道房颤可以射频消融手术治疗吗？"我说不知道，之前的确没有医生跟我讲过这个。于是，他既给我画图，又是做手势，讲了一通房颤这个病的危害和治疗方法。他建议我做导管消融手术，我没有犹豫，当场就同意了。他又说我的房颤是持续性的，建议先连续口服抗凝药 3 周，确保心脏里没有血栓后再住院手术。

3 周后我住进了医院，由魏主任主刀给我做了射频消融手术。手术过程很顺利，术后我一直在他的专家门诊随访。每一次随访，魏主任都很热情地接待我。至今已 3 年，我没有再发过一次房颤，抗凝药也一直吃着，没有发生过中风。对魏主任的感激和佩服，我是发自肺腑的。我平时喜好吹萨克斯，自认为吹得还不错。我商量着吹萨克斯来给魏主任送面锦旗，魏主任说不用大张旗鼓。不过，当他听我说会吹萨克斯时，倒是饶有兴趣地跟我聊起音乐，问萨克斯好不好学。魏主任说他喜欢萨克斯的悠扬，也曾想学萨克斯，只因为平时没有时间就一直搁置了，说等年纪大一些有闲暇了再去学。

2021 年 3 月，我的爱人因突发心慌去当地医院就诊，心电图查出来也是房颤，静脉用了一些药，几个小时后就好转了。当时，我就想起了老熟人魏主任。我把老婆子的情况通过微信汇报给魏主任，他特别提醒我们要留好心电图，择期去他专家门诊看一下。第二天，我就把爱人带到魏主任的门诊，想请他帮忙安排消融手术治疗。魏主任还是很认真地问了一遍病史，特别仔细地查阅了老婆子心慌发作时的心电图。魏主任说是阵发性房颤，第一次发作，不知道后面什么时候会再发，有可能是几周、几个月，也有可能是几年以后。他说："如果房颤发作频繁，那就早点考虑消融手术治疗。如果房颤发作不频繁，或者说这次发作只是偶然事件，那就可以先观察，不用急着进行消融手术。目前来说，先静观其变。"

我觉得魏主任讲得很在理，毕竟是第一次发作房颤，现在也终止了，说不定下一次发作是几年以后，到时候再来做消融手术也不迟。魏主任给老婆子开了一个抗凝血的药来预防中风，并嘱咐我们要密切留意房颤的发作情况，如果心慌明显还是要及时去做个普通心电图或者动态心电图，看看是不是有房颤发作。看完魏主任的门诊，我们心里踏实了许多。他讲得很明白，告诉我们现在需要怎做，将来又需要怎么做，一切都清清楚楚。

不到一个月，老婆子又发心慌了，我们赶快就近查了一下心电图，又是房颤。我赶紧将心电图发给了魏主任，他让我们再查一个动态心电图，等拿到结果后再去他的门诊看一次。几天后，我们又去了魏主任的专家门诊。他看了看动态心电图报告，然后说老婆子的房颤发作还是挺频繁的，动态心电图抓到了很短的几阵发作。这一次，魏主任强烈建议老婆子进行房颤消融手术治疗。我们当然十分同意，于是就约定好了住院日子。

大概是 2021 年 5 月，老婆子也由魏主任主刀完成了房颤消融手术。术后恢复挺好，也没有心悸发生。但是术后 2 个多月，老婆子感觉两条腿总是发酸、乏力。刚开始，我们自以为是刚做过消融手术还没有恢复好，一直没怎么在意。直到有一次，魏主任询问老婆子的近况怎么样，有没有什么不舒服，老婆子才随口说出双下肢酸痛、乏力的事。刚开始，魏主任怀疑是他汀类药物引起的肌肉损伤，遂停了他汀类药物并查了肌肉损伤相关的化验指标，结果却没有发现肌肉损伤的表现。后来，魏主任也觉得很奇怪，说是风湿及免疫性疾病的可能性大，叫我们去仁济医院的风湿科看看。

老婆子说："魏医生，你人很好，你帮我看看算了，我们都相信你，都听你的。"魏医生笑了笑，回答道："术业有专攻。我不太懂风湿免疫科的病。专病还得专科看。"

因为症状不是很重，老婆子也不愿意跑别的医院，就一直没有去，又拖了好几个月。直到有一天，魏主任突然问我们看得怎么样了，我们才说出了还没有去看的实情。他又苦口婆心地告诫我们，还是要去查清楚，别大意了。

老婆子终于听进去了，我带她去了仁济医院的风湿科门诊。医生开了很多风湿免疫方面的检查，厚厚一沓化验单里好些指标有明显升高的箭头。风湿科医生说这些升高的指标都不典型，没有特异性，不好说具体是哪种免疫相关疾病，要进一步检查，最好去挂一个风湿免疫科老专家的门诊看看。那次我们什么药都没有开就懵懵懂懂地跑回来了。后来，我们带着这一堆化验单来到魏主任门诊，请他帮忙再看看。魏主任认真地翻阅完每一张化验单子，说还是应当考虑是风湿免疫性疾病。他叫我们去挂他们医院魏强华主任的门诊，并写了一张介绍单子，让我们看魏强华主任门诊时拿出他签的单子，算是打个招呼。魏强华主任也非常温和，他很认真地查看了所有化验单，认为是非典型系统性红斑狼疮，并给予口服了激素。吃上没有几天，这种双下肢酸痛及乏力的情况一下子就缓解了。我们喜出望外，把治疗效果反馈给魏勇主任，他也很兴奋。再后来，老婆子一直在两位魏主任的门诊随访，状态好得很。

这次我在微信朋友圈发现魏主任正在撰写《我和我的房颤病人》的房颤科普图书，之前读了好几篇他写的房颤科普推文，都是以讲故事的形式来讲述房颤防治的方方面面，非常通俗易懂。我想，魏主任不光房颤消融手术做得好，在房颤科普方面也是很用心，做得很有特色。因此，当我和老婆子看到魏主任的征稿启事，我们都很乐意把我们这对老夫妻的房颤故事分享给大家，希望大家不要忽视房颤，也不用害怕房颤。同时，我们也十分期盼看到魏主任的房颤科普大作，也会持续关注他的微信公众号"安心天下"。

（老龚）

魏勇医生回复

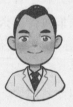

有患者在术后3个月曾问起，消融手术成功以后是不是可以不吃抗凝药。我给他的答案是否定的。因为他的年龄大，栓塞风险评分是3分，即使现在没有房颤，也属于栓塞高危人群。

关于房颤导管消融术后是否需要长期抗凝治疗，目前尚有争议。现在国内外多数电生理中心均采用房颤相关指南的推荐方案，即所有房颤患者在消融术后应常规应用抗凝药至少2个月，至于2个月后是否停用抗凝药物，取决于其脑卒中危险分层，而非房颤是否复发，对于CHA2DS2-

VASc 评分男性 ≥ 2 或女性 ≥ 3 分的患者不推荐术后停用抗凝药。特别是持续性房颤患者，经过消融手术恢复正常窦性心律后，几乎所有的文献均证实左心房的机械功能可以得到部分甚至完全的恢复。我们尚不能据此就认为房颤消融手术成功后就不需抗凝治疗，主要是因为消融本身所毁损的左心房面积较大，必然会影响左心房的收缩功能。另外，持续性房颤患者往往存在明显的左心房扩大、心脏结构重构、心房内血流淤滞等问题，在这样的条件下即使没有房颤，左心房内也容易形成血栓。因此，对于栓塞风险高的患者，特别是已经发生过脑卒中等栓塞事件的患者，无论房颤消融是否成功，都应终身抗凝治疗。

房颤第一次发作是不是需要立即进行手术？答案因人而异。通常情况下，首次房颤发作后如果能自行终止或经药物治疗后快速终止，我一般不会建议马上做消融手术，而是嘱咐患者密切随访观察。临床上，我经常遇到患者发作 1 次房颤后，过几周或几个月再发，然而也有少数患者要过几年后才再发第 2 次。对于首次发作的阵发性房颤，要进行密切随访，如果房颤发作频繁，那就早点考虑消融手术治疗。对于第一次房颤发作就发生休克或晕厥等严重症状的患者，还是要积极尽早地进行消融手术，避免第 2 次发作引起严重后果。

房颤患者在消融手术的术前、术后均会做相应检查，这势必会增加其他疾病的检出率，从而为这些疾病的早治疗提供了机会。有时候，房颤老患者找到我，并不一定是只有房颤或者心血管疾病，有可能还有别的疾病或者问题，我一般都会尽己所能地给些转诊建议。个人觉得，坐诊看病，光看一个病是不够的，还要看人，要看患者全身心的问题，看懂他们的所思所想、所需所求。

我与房颤的马拉松

　　我今年 74 岁。去年 7 月的某天晚饭后不久，我渐感心脏不适，一会儿出现心慌、胸闷，伴冷汗直冒。家人一搭脉，发现心律严重不齐，并且心跳很快。我上气不接下气，心里有某种从未有过的惊恐和不好的预感。非常时刻，我和家人不再犹豫，立即拨通了"120"急救电话，约半个小时后由急救车把我送入上海市第一人民医院急诊科。经心电图等检查，诊断为室性心动过速，并伴有房扑和房颤。医生告知我的家属，病情比较凶险，有可能出现心源性猝死。我老公当时不知所措，万万没有想到我的情况一下子这么危急。

　　我被送进了抢救室，身上绑满了各种监护设备。一旁的心电监护仪不停地闪烁，发出刺耳的报警声。我来不及也完全没有力气想自己还能不能继续活着，只是挣扎着承受每一次异常心跳的冲击。我从拉帘缝隙里瞧见急诊医生神色紧张，拿着纸急匆匆地叫我的家人进去，后来才知道当时找家属谈话，下发了病危通知书。

　　要说清楚我的病，还得从 2018 年的年底说起。因为受各种基础病的影响，加上体重长期超标，我那一直心肌肥大的心脏终于不堪重负，胸闷、心悸、头晕、呼吸困难、易疲劳等症状渐渐成了缠绕着我的"一群魔鬼"，严重影响了我的生活质量。经多方咨询，我去了附近一家著名的三级甲等医院就诊，结果被明确诊断为房颤。通过医生的介绍和网上的查阅，我第一次知道了房颤是一种常见的心律失常。不看不知道，看了还真吓我一跳。

我就此心急火燎地踏上了治疗房颤的路，进一步查询了许多资料，做了很多的准备工作。我大概了解了房颤的治疗，鉴于我的年龄、病史和病情，心内科医生建议我首选手术治疗。出于对自己疾病的重视和担忧，我马不停蹄地再找专家进一步地确定诊疗方法。我迅速锁定了该院的一名治疗房颤的专家，挂号费不菲，等候的日子有点长，为了解决"心病"的困扰，我认为一切都是值得的。

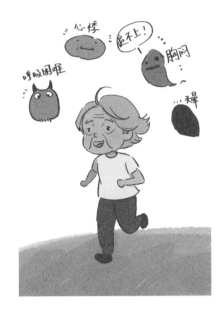

然而，那次我兴冲冲地去，却满怀失望而归。专家不无遗憾地告诉我，由于我的心脏过于扩大，手术条件较差，房颤消融手术的成功率偏低，建议我采用药物保守治疗。在无奈和痛苦下，我又心有不甘地去了本市的一家中西医结合三级甲等医院，一位"大咖"医生了解了我的病情，更加直接地告诉我的家属："患者怎么开心就怎么过日子吧。"他没有在"患者"后面说出"抓紧"两个字，但话中意味，早已明明白白地写在脸上。

天无绝人之路，2019年元旦过后，我慕名挂到了上海市第一人民医院心内科刘少稳教授的专家门诊号。刘主任是最早在国内开展房颤消融手术的医生之一，是业内的翘楚。他详细地了解了我的病情，明确地告诉我可以手术，成功率应该在70%以上。那时，我已反复多次发作心悸，活动后气喘也是日趋愈烈。当听到刘教授这席话，我仿佛抓到了一根救命稻草，毫不犹豫地同意了手术治疗。

1月12日我住进了医院，入院诊断为"心律失常，持续性房颤，左房增大，心功能不全，2型糖尿病"。1月16日，刘少稳教授手术团队的魏勇副主任医师为我在局麻下进行了射频消融手术，完成消融后并成功电复律，心跳由入院时的126次/分钟，恢复至75次/分钟，心律整齐。我不是专业人士，无法具体叙述这一手术是如何进行的，但我能直观地感知结果。回病房后，手术前的"心病"症状——消失了，我的心脏跳动变得轻松起来，原来那种"老牛拖车"的沉重感确实离我远去了。

术后，我一直在魏勇主任的专家门诊随访，术后3个月就停用了抗心律失常药可达龙。第1年，每隔3个月我就会去魏主任门诊复查一次24小时动态心电图，结果都很好。第2年每半年查一次，这样一直到了第3年。2021年5月底复查了最后一次动态心电图，也是全程正常心律。魏医生看到这样的结果非常高兴，我自己也以为可以高枕无忧，彻彻底底地跟房颤说拜拜了。

当然，我知道我心脏的基本情况是比较差的，所以注定康复过程也是艰难的。2021年6月，也就是第1次房颤消融手术后的第3年，最后1次动态心电图复查后的半个月，我又出现了心悸、头晕等心律失常症状，查心电图提示"宽QRS波心动过速"，急诊考虑为"室速可能，房扑和房颤伴差传不能除外"。我赶紧联系了魏主任，第二天他就让我住进了心内科病房。魏勇医生拿着我的急诊心电图看了又看，反复琢磨。他又把我以前的所有心电图都从医院工作站里调出来，一一进行比较，似乎在寻找什么蛛丝马迹。最终，他结合我的病史，判定我急诊初判为"室速"的心电图为"房颤伴差传"。考虑我发作时胸闷明显，伴有新出现的束支传导阻滞，不排除合并有心肌缺血的可能。魏主任先给我安排了冠脉增强CT，结果提示几根心脏血管都有点斑块，但不严重。把冠心病排除后，魏主任建议我再做一次消融手术。这次我仍然欣然地答应了。上一次消融手术让我平静美满地过了两年半。我无法想象如果不做手术，那两年多我该怎么过，还能不能熬得到现在。数日后，仍由魏勇医生操刀，给我做了第2次射频消融手术，术后再次恢复到了正常的窦性心律。我信心满满地出院，希望以后的日子能平平顺顺。

然而，好景不长。第2次消融手术后的第2个月，也就是2021年7月15日，我又遇上了此文开头部分的情景。我度过了当晚的折腾，魏勇医生先将我收进了病房。由于我长期在他那里随访，他对我的病情了如指掌。魏主任考虑这次发作还是房扑合并左束支传导阻滞，并非室速。他及时为我制定了个性化的诊疗方案，调整了药物。我十分担心是不是又复发了。魏主任倒是十分淡定地安慰我，说我尚处于二次手术的恢复期内，术后3个月内的反复尚不好判断为真正意义上的房颤复发。他解释说，有时候消融损伤引起的急性炎症反应会激惹房颤发作，使小部分房颤患者在消融术后3个月内有所反复，甚至房颤发作得更频繁，这个时候往往需要加用抗心律失常药压一压。

我听不太懂，心里还是很担心，紧张兮兮地问："魏医生，看样子我是不是还要做一次消融？"魏医生微笑着对我说："沈阿姨，现在还不好下结论，3个月后再说。还是可以保持乐观的！"

魏主任给我连续静脉微泵了几天的可达龙，心率慢慢地降下来并趋于稳定。住院观察了1周也没有什么情况，随后就带药出院了。魏主任要求我每1~2周去他专家门诊随访一次。我是真的没有想到，在术后的第三四个月，我的情况越来越稳定，复查了两次动态心电图，结果都很好。时至今日，第二次消融术后又快满1年，我又好好地活过了1年。正如魏主任所言，术后3个月内的反复不算复发。虽未再施手术，魏主任仍能妙手回春。我虽然无法细节性地复述魏医生对我的医治过程，但我可以告诉大家的是，至今我没有再复发房颤。我十分敬佩刘少稳教授团队的高超医术，也十分感谢魏勇主任的为人和善和悉心照顾，让我重新活出了生命的质量。

结合自己的求医经历，关于房颤患者的康复，我认为应该做到手术后须规范化抗凝治疗，这是巩固手术疗效的重要保证；消融术后要定期来门诊复查。若有心悸不适，要及时完善普通心电图或动态心电图等检查，并尽量固定在手术医生那里就诊，便于医生全面了解自己的病情变化；保持良好的作息规律和乐观心情。俗话说，"心病"需要用心来治，放松身心才是身体康复的内在动力。

魏主任说，我与房颤的马拉松比赛一直在进行，要一直做好门诊随访和吃药。我现在的心里比较踏实，和魏主任交往这几年，我们都成老朋友了。也因为一路上都有他的守护，我放心多了。现在，我已经有心情一路小跑，一路欣赏两旁的花草林鸟，我深信前方的风景独好！

（沈阿姨）

魏勇医生回复

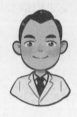

在房颤导管消融术后，有些患者，特别是阵发性房颤患者，有时在急性期会有反复，甚至发作得更频繁。这个时候往往需要加用抗心律失常药以协助恢复和维持正常的窦性心律。

一般要到术后3个月，消融所引起的心房组织水肿和炎症反应才会慢慢消退，消融损伤的范围和效果也基本上在这个时候固化。根据我们中心的经验，如果3个月后不再发作房颤，就会停用所有抗心律失常药并继续观察。如果停用抗心律失常药1个月以上仍然不复发房颤，就基本上预判消融手术是比较成功的。因此，对于房颤消融术后3个月窗口期内的复发，先不用太着急，也没有必要过早下结论。如果3个月后还有复发，那多半是真复发了，很可能需要下一次手术。

Heart to heart 心语心声

——医患共话房颤防治

关于房颤，王老伯有许许多多的问题。

请看魏医生逐个解答。

房颤是个什么病，需不需要治，该怎么治

王老伯问：我们小区的老人圈里有好几个人有房颤了，这到底是个什么病？为什么这么常见呢？

魏医生答：房颤是一种非常常见的心律失常，特别是在老年人群。房颤看似离我们很远，实则很近。普通人群的房颤患病率为0.77%，而80岁以上人群的房颤患病率则高达30%。房颤是一种老年病，它的患病率和发病率是随着年龄的增长而逐渐升高的。我国目前估计有2000万房颤患者，而且随着人口老龄化的加剧，我国每年新增约150万房颤患者。房颤不光患病率高、发病率高，而且危害巨大。房颤可以使脑卒中的风险增加4~5倍，心力衰竭的风险增加约5倍。在急性脑卒中的住院患者中约1/4合并房颤。房颤所导致的脑卒中往往突然发生，而且致残率和致死率极高。

王老伯问：魏医生，您反复强调过房颤容易导致脑卒中，那到底为什么房颤这个病会导致脑卒中呢？

魏医生答：心房规律地向心性收缩，挤压血液在心房内流动。一旦发生房颤，整个心房"群魔乱舞"，毫无节律可言，导致心房不能向心性收缩。心房内的血液受不到有效的挤压就会流动缓慢，自然就容易凝住，形成血块，即血栓。因此，房颤容易导致心房血栓形成，而血栓一旦脱落，就会掉入动脉血管，堵塞脑动脉而形成脑缺血。从心房脱落的血栓往往会突发地堵塞较大的脑动脉，从而引

起大面积的脑梗死。再强调一遍，房颤引起的脑栓塞致残率和致死率均高于动脉粥样硬化引起的脑梗死！

王老伯问：除了脑梗死，有人说房颤还容易导致阿尔茨海默病。魏医生，这是真的吗？

魏医生答：这是真的！有研究表明房颤是阿尔茨海默病的独立危险因素之一，房颤可以使阿尔茨海默病的发生风险增加 1.5 倍。房颤导致阿尔茨海默病的可能机制有如下几个方面：①房颤引起心脏泵血的功能下降，导致全脑低灌注，脑缺血会导致脑功能障碍，或脑缺血长期存在，可造成脑白质损伤及神经元的变性甚至坏死；②房颤容易导致左心房血栓形成。大的血栓脱落会导致大面积脑梗，从而发生有手脚活动不利、偏瘫、失语等症状的脑卒中。而微小的血栓脱落只会引起腔隙性脑梗死，若大脑的腔隙性缺血灶越积越多，势必会影响脑功能，导致认知功能障碍，即阿尔茨海默病。

王老伯问：听到房颤有这么多危害，还是蛮吓人的！究竟哪些人容易患上房颤呢？

魏医生答：首先，房颤是一种老年常见病，年龄越大就越容易发房颤。其次，具有高血压、糖尿病、心肌梗死、甲状腺功能亢进、冠心病等疾病的患者，有过心脏外科手术史、瓣膜病等病史的患者，肥胖患者，有长期饮酒、吸烟等不良嗜好的患者均容易罹患房颤。预防房颤要做到早期控制房颤发病的相关危险因素，要保持健康的生活方式，如戒烟、避免酗酒、不熬夜、适量运动并控制体重，还要控制好血压、血糖和血脂。另外，如有心脏病史，要积极寻求治疗基础心脏病。

王老伯问：房颤有哪些症状？

魏医生答：如心率不快，可无明显症状。我们在社区调查过，约 30% 的房颤患者无明显症状，而是在体检时被发现。房颤的可怕之处不只在于它是一个要命的"杀手"，更多是因为它还是静悄悄的"潜伏者"。房颤可引起心悸、心慌、气短、胸闷、心脏乱跳、烦躁、乏力、黑矇及晕厥等症状。在房颤发作时自己搭搭脉搏，会发现脉搏跳得强弱不等，节律很不规整。

王老伯问：我有一个老同事，有一次心慌发作时在家用电子血压计量不出血压，急得要命。后来他赶忙跑到医院，在急诊查心电图说是房颤。我也有类似的经历，房颤发作时连续几次量血压，电子血压计上的心率显示忽快忽慢，几次测量的血压值差别很大，有时索性什么都测不出，血压计像坏了一样。请问这是怎么回事？

魏医生答：电子血压计显示的"心跳"数实际上是脉搏数，即"脉率"，而并非"心率"。通常情况下，每一次心跳会对应产生一次脉搏，心脏健康者的脉搏数和心跳数是一致的。因此用血压计测出的脉率当作心跳的次数。但在某些特殊情况下，脉率并不等于心率。例如房颤发作时，心律会绝对不齐，心脏的泵血功能受到影响，每次心跳所泵出的血液多少不一，以致并不是每次心脏收缩都能形成有效的脉搏。从心脏喷射到动脉里的血多，脉搏就强；喷射的血少，脉搏就弱；喷射的血很少，就无法产生一次动脉搏动。因此，房颤患者的脉率要小于心率，临床上称这种现象为"脉搏短绌"。因此，房颤患者用电子血压计测量血压时，如果某次心跳泵出的血量较少，不能形成脉搏，电子血压计无法感知到，就会突然测不出血压。

王老伯问：哦，我明白了，原来房颤还可以影响血压。房颤这么可怕，还有那么多人没有症状，就像一颗埋在身上的"不定时炸弹"啊！请问魏医生，我们该怎么发现它呢？

魏医生答：首先，在有心慌、胸闷等症状时，要及时去做个心电图。其次，做好每年的常规体检。特别是65岁以上的老年人，指南建议每年至少做一次动态心电图来筛查房颤。我特别再强调一遍，约30%的房颤患者是没有任何症状的，他们往往是在体检或因其他疾病就诊时被附带发现。然而，没有症状并不代表没有危害。和房颤这个潜伏着的"敌人"作斗争，早期侦察格外重要，关键手段是平时做好房颤的筛查。

王老伯问：一旦发现房颤就需要立即治疗吗？还是可以等等看？

魏医生答：一旦确诊房颤后，无论是否有症状，都需要到心内科或房颤专病门诊就诊。医生会根据患者的栓塞风险评分来决定是否立即启动抗凝治疗。房颤持续的时间越长，心脏扩大就越严重。一旦心脏扩大，就很难再缩回去。心脏扩大后容易导致心力衰竭，也容易在心脏内形成血栓。因此，房颤患者应积极争取尽早终止房颤并恢复到正常心律的机会。简单来说，对于房颤的治疗是宜早不宜迟，防患于未然，治疗越早，获益更多。

王老伯问：魏医生，你刚才一直在强调房颤的危害大，要早发现和早治疗，那房颤到底有哪些治疗方式呢？

魏医生答：房颤的治疗方式主要包括药物治疗和非药物治疗。非药物治疗主要是指导管消融、左心耳封堵、房室结消融联合生理性起搏等介入手术治疗。房颤的治疗目标又可分为三类，即预防脑卒中、节律控制和室率控制，见后页的金字塔图。预防脑卒中是房颤治疗的基石，因为脑卒中是房颤所导致的最常见且危害最大的并发症。房颤发作时，心房的血液容易凝住而形成血栓。因此，房颤患者需要口服抗凝药。抗凝药有传统的华法林和新型口服抗凝药，它们的主要作用是预防房颤引起的血栓栓塞并发症。房颤治疗的第二大目标是实现节律控制。脑卒中、心衰、阿尔茨海默病均因房颤而起，要彻底防止这些并发症的出现，釜底抽薪的办法就是让房颤终止下来并恢复正常心律，即实现房颤的节律控制。目前的方法主要有服用抗心律失常药和进行导管消融手术。服用抗心律失常药转复房颤的成功率较低，在60%左右，其5年维持窦性心律的成功率更低，仅30%。用于控制房颤节律的抗心律失常药，如胺碘酮（可达龙）、普罗帕酮（心律平）、索他洛尔、决奈达隆、伊布利特等，它们都有一定的不良反应，特别是长期使用时。有些抗心律失常药同样具有致心律失常的作用，有增加患者死亡率的风险。目前来说，导管消融手术是房颤患者实现节律控制的一线选择。它是通过微创手段，将导管由静脉送入左心房，利用射频能量进行肺静

室率
控制
β-受体阻滞剂（首选）
非二氢吡啶类钙离子通道阻滞剂
地高辛
房室结消融联合生理性起搏

节律控制
导管消融（首选）
抗心律失常药
外科手术消融

预防脑卒中
非维生素K拮抗口服抗凝剂(首选)
华法林
左心耳封堵
不能使用抗血小板药

抗凝药对于房颤患者至关重要，可使房颤导致的脑卒中风险降低2/3

房颤的三大治疗目标

脉隔离，达到治疗房颤的目标。由于导管消融手术的创伤极小，在局麻下就可以完成，因此老年人也能很好地耐受。在国内外发达的医疗中心，导管消融手术适用于绝大多数房颤患者，已成为房颤患者的常规治疗方法。"在预防脑卒中的基础上争取尽早实现节律控制"是房颤的理想治疗目标。然而，如果患者不愿或者无法实现节律控制时，那就只好退而求其次，争取实现室率控制，也就是"房颤随它发，只用药物或非药物方式降低房颤所引起的快速心室率"。目前用于控制房颤心室率的药物主要包括 β-受体阻滞剂（如美托洛尔和比索洛尔）、非二氢吡啶类钙离子通道阻滞剂（如维拉帕米、地尔硫卓）和洋地黄类药物（如地高辛）。大部分房颤患者首选 β-受体阻滞剂进行心室率控制，需要根据患者的具体情况进行合理选择，同时，要注意相应药物的使用禁忌。对于心功能稳定（左心室射血分数 > 0.4），无明显与房颤相关症状的患者可采用宽松的心室率控制策略，即将静息时心室率控制在 < 110 次 / 分；若症状仍明显、左室功能恶化或者需要心脏再同步化治疗，可继续将心室率控制在 80 ~ 100 次 / 分。当药物控制室率不理想且心慌症状明显时，房室结消融联合生理性起搏是一个不错的选择，它可以提供最理想的心室率控制，并显著改善心动过速引起的相关症状。

王老伯问：有人的房颤是发发停停的，有人的房颤是一直发着不停，这两者有什么区别吗？

魏医生答：您提到的应该是房颤如何分型的问题。目前指南将房颤主要分为：①首诊房颤，即首次确诊的房颤；②阵发性房颤，即持续时间≤7天，可自行终止；③持续性房颤，即持续时间≥7天，不能自行终止；④长期持续性房颤，即持续时间≥1年，但患者有转复愿望；⑤永久性房颤，即持续时间≥1年，不能终止或终止后又复发，且患者无转复愿望。如果患者发现了房颤但不及时治疗，阵发性房颤会进展成为持续性房颤，房颤持续的时间越长，心脏功能及结构受到的损害程度就越大。

王老伯问：前面提到房颤容易导致脑卒中，而口服抗凝药能够有效预防这种危险。我打听到抗凝药有好几种，该如何选择呢？

魏医生答：抗凝药主要包括两大类，一种是维生素K拮抗口服抗凝剂，代表药物为华法林。由于华法林的药物代谢个体差异大、治疗窗口狭窄、很多食物和药物均可以影响其吸收和代谢，故而在使用华法林的过程中，要求患者每月抽血化验凝血功能，避免华法林过量而导致出血或用量不足而导致不能有效地抗血栓。频繁地抽血极大影响了房颤患者使用华法林的依从性。另一种是非维生素K拮抗剂口服抗凝剂（NOAC），包括利伐沙班、达比加群、艾多沙班等。它们的价格偏贵，但目前已进入医保报销范围。NOAC导致出血的风险较华法林低，它的代谢受饮食或其他药物的影响小，因此不需要定期监测患者的凝血功能，也不需要频繁调整剂量等。NOAC已成为多数房颤患者的优先选择，然而有三种特殊情况只能使用华法林：①风湿性心脏病，中度或重度二尖瓣狭窄的患者；②既往换过心脏瓣膜的患者，并且换的是机械瓣而不是生物瓣；③重度肾功不全并肌酐清除率＜15毫升/分或透析治疗的患者。

王老伯问：家里的抗凝药吃完了，能不能用阿司匹林来顶替一下？

魏医生答：国内外房颤诊疗指南均明确指出："对于房颤患者，不能用阿司匹林/氯吡格雷等抗血小板药物来预防脑卒中，必须使用抗凝药物！"我再次强调，给房颤患者单纯使用阿司匹林、氯吡格雷等抗血小板药物来预防脑卒中是错误的，是禁止的。对于房颤患者，阿司匹林绝对不能取代抗凝药物。

王老伯问：房颤患者在口服抗凝药期间有出血，该怎么处理？

魏医生答：血栓和出血是房颤抗凝治疗时要踩的一副跷跷板，我们要做的是保持两者间的相对平衡，希望抗凝药发挥抑制心房血栓形成的作用，但又不至于导致出血。既往的研究已表明，NOAC所带来的出血风险比华法林低，并且能够更好地减少颅内出血等致命性出血风险。然而，出血风险减少并不意味着没有风险。一旦发生了出血，首先应积极评估出血的严重程度和是否为活动性出血。严重的大出血往往需要到医院就诊并接受积极的处理，而普通的小出血，如鼻出血、牙龈出血往往是可控的，倒不用特别紧张。

王老伯问：抗凝药还会导致出血啊！魏医生，我想知道口服抗凝药期间，常见的出血表现有哪些？

魏医生答：口服抗凝药的过程中，常见的出血表现包括皮肤黏膜出血（如皮肤出现瘀点瘀斑、眼球结膜出血、鼻出血、牙龈出血等）、消化道出血（如呕血和便血，呕血常表现为呕吐咖啡色胃内容物，便血常表现为黑便，大便不成形且呈柏油色或暗红色）、泌尿道出血（如尿血，常表现为尿液呈现酱油色或洗肉水色）。颅内出血相对少见，但危害巨大，常表现为突发头痛或头晕、肢体活动不利或偏瘫、恶心、剧烈呕吐、视物障碍、晕厥及意识不清等。

王老伯问：是不是见到出血就得跑医院急诊呀？

魏医生答：需要指出的是，大多数患者遇到的是小出血，如皮肤瘀点、牙龈出血及鼻出血，在家进行简单压迫处理就能解决。除非出现出血不止，通常不需要看急诊。像消化道出血及泌尿道出血，还是要尽早去医院。如果怀疑脑出血，那就要争分夺秒地看急诊。当然，如果无法准确评估和处理出血情况，还得及时到医院就诊。患者及其家属应该对目前服用的所有药物做到心中有数，就诊时应把所有服用的药物都告知医生，或者带上所有药物的外包装。要主动向医生说明最后一次服用抗凝药的时间以及剂量，有没有同时使用其他的可能影响凝血功能的药物，如活血中成药、阿司匹林、氯吡格雷、替格瑞洛等。如有基础心脏病、肾病或肝病，都应在第一时间且毫无保留地报告给医生。因为这些情况都有助于医生快速和准确地掌握病情，为下一步的正确处理争取机会和时间。

王老伯问： 服用抗凝药出血是不是就不能再吃这类药了？

魏医生答： 在处理出血事件的同时，应积极寻找出血的原因。临床上，很多房颤患者的出血原因是可纠正的，例如胃溃疡、肠息肉、尿路结石和部分早期肿瘤等。抗凝药反倒可以把这些疾病提前暴露出来。有研究表明，抗凝药会增加早期肿瘤的发现率，缩短肿瘤的发现时间。对于这些存在可纠正出血原因的房颤患者，在纠正出血原因后还是可以继续口服抗凝药的。

王老伯问： 有出血危险的房颤患者，是不是不能使用抗凝药啊？

魏医生答： 强调一点，有高出血风险或者已经出过血的房颤患者，并不是抗凝药使用的绝对禁忌，只要出血危险因素或病因是可控或者可纠正的，在积极纠正它们后，还是可以继续口服抗凝药的，但要更加细致和严密的随访。对于一些脑卒中风险高，抗凝治疗又出现过严重出血且不能彻底纠正出血原因的房颤患者，左心耳封堵是一个不错的选择。

消融是怎么治好房颤的

王老伯问：有什么办法能把房颤治好吗？

魏医生答：房颤是严重威胁老年人健康的"心魔"。要降魔得有"神器"，导管消融手术就是降伏房颤的"大杀器"，它是目前治疗房颤的一线手段，获得国内外指南的一致推荐。

王老伯问：得了房颤还要做手术啊！听到手术这两个字，还是有点胆战心惊的。导管消融手术究竟是怎么做的呢？

魏医生答：房颤导管消融手术虽然叫手术，实际上只是一个微创操作，就是在大腿根部打一点局麻药，穿刺两个针眼，通过导管伸入心脏进行消融。整个手术过程中，患者都是清醒的。我可以一边与患者聊天，一边把手术做完。一般术后第 2 天就可以出院，伤口就是大腿根部的两个针眼。

王老伯问：说到这里，我很好奇，导管消融是怎样让颤动的心房恢复正常的呢？

魏医生答：我们知道，房颤发作的时候心跳是乱七八糟的。正常情况下，心房会很规律地向心性收缩，心房里的血液会随着收缩而被挤压排空。当发生房颤时，心房收缩得既快又乱，就像被"暴乱分子"占领了。房颤导管消融手术的原理就是通过三维标测系统的指导，也就是心脏的"定位系统"，将导管精准送达心房的各个部位，寻找到易触发房颤的病灶，然后一点一点地消融，点连成线，线形成一个圈，画圈为牢，把这些引发房颤的"暴乱分子"烧死或永久性地困在"牢圈"里，从而不让它们到处乱跑、乱窜，让心脏恢复正常的节律。

王老伯问： 听你这么说，这个导管消融手术还是挺不错的，患者术中居然可以跟医生聊天。做了房颤导管消融手术会有哪些好处呢？

魏医生答： 导管消融旨在终止并预防房颤的发作。目前有大量研究表明，在维持窦性心律上，导管消融优于使用抗心律失常药。导管消融还可以降低房颤患者的脑卒中和死亡风险，特别是对于房颤合并心衰的患者，导管消融能使全因死亡率降低47%、心衰进展导致的再住院率降低44%、心血管死亡率降低51%。近些年来，导管消融在房颤治疗措施上的地位越来越高，已成为阵发性房颤的一线治疗措施。对于药物治疗无效和有症状的持续性或长久持续性房颤患者，也应尽早进行导管消融手术。可以说，每一个房颤患者都应该积极争取恢复正常心律的机会。

王老伯问： 听说房颤导管消融手术后还会复发，这是真的吗？房颤消融手术的成功率到底有多高？

魏医生答： 2003—2006年，全球182个房颤中心接受调查，其中85个中心报告了16 309例房颤患者进行了20 825台导管消融术，阵发性房颤的单次手术成功率为84%，持续性房颤的成功率为75%，长久持续性房颤的成功率为71%。结合上海市第一人民医院房颤中心的经验，随着近年来导管消融技术和设备的更新升级，我们正努力将阵发性房颤的单次手术成功率提高到90%，持续性房颤的二次手术成功率提高到90%。

王老伯问： 那还是有一定的复发概率。房颤消融手术为什么不是100%成功呢？

魏医生答： 这得从导管消融治疗房颤的原理讲起。导管消融是通过导管加热把房颤的触发病灶烫死或围在一个小圈内，不让那些

"捣乱破坏分子"出来兴风作浪，殃及整个心房。要烫死病灶，但又不能烧穿心房，这是个技术活。如果要保证100%地烧死病灶，就得开满火力，在这种情况下可能会增加200%心房被烧穿的风险。因此，为确保100%的手术安全，实际上只能开80%的火力，宁可留有20%的患者因心房比一般人厚而不能被一次性烫死，进而导致房颤复发。

王老伯问： *房颤消融术后复发了，还有做第二次消融手术的必要吗？*

魏医生答： 如果复发了，第二次手术就重点消融第一次没有烫透的地方，将房颤肺静脉触发灶彻彻底底地围在消融圈内。还有部分房颤消融术后复发是由于除了肺静脉内的房颤触发灶外，还存在肺静脉外的触发灶。在确保肺静脉前庭高质量隔离的前提下，仔细、耐心地寻找肺静脉外触发灶是提高手术成功率的另一个关键点。业内关于如何精准识别肺静脉外触发灶，目前还没有统一的好方法。这需要经验丰富的术者，细致耐心地去寻找蛛丝马迹。还有少部分患者复发是因为心房的基质条件太差，从根本上丧失了维持正常心律的基础。这种情况下的复发，就没有必要再次手术了。因此，在第一次手术结束前，我一般都会对心房基质进行标测，预判其维持正常心律的概率。心房基质好的，术后维持正常心律的概率就越高。心房基质极差的，就算复发了，我也不会建议患者做第二次手术。总的来说，房颤持续的时间越长，心房基质就退化得越厉害。早治房颤才能争取尽早地恢复到正常心律。随着房颤导管消融手术越来越普及，房颤患者对消融手术的接受度也越来越高，很多市级医院甚至县级医院都如火如荼地开展了此项手术。近年来，我们遇到外院消融术后复发的病例越来越多。一次手术复发并不是说消融无效，也绝不是就此宣判房颤将无法治愈，而往往提示该患者可能存在某些特殊情况，譬如心房肌比较肥厚而导致消融不透、局部解剖有异常、存在活跃的肺静脉外触发灶等。第一次手术，大多数患者不需要过多或过度地消融。同时，患者的承受能力和术者的精力都是有限度的，过长的手术时间会极大地增加手术的风险。没有消融透的地方可以在第二次手术时进行补充消融。第二次手术前进行心房三维重建可以发现有无异常起源的肺静脉或分支等特殊解剖。第二次手术是在第一次消融的基础上进行，有足够的时间用药物或电刺激来诱导房颤触发灶的出现。绝大多数一次消融手术复发的患者千万不要心灰意冷，相反，可以积极地争取第二次手术的机会，但需要慎重选择经验丰富，手术风格细致、硬核的中心或术者。我们团队继承了刘少稳教授细致沉稳、殚精求质的手术风格，竭尽所能地做好每一台手术。我们希望每一个房颤患者都能手术一次成功。然而，还是偶尔有复发的。这和第一次手术不能消得火力太猛，不能对普通患者盲目地扩大消融范围有关。因此，有一小部分患者就需要做第二次手术。结合我们团队多年的经验，在我们这里做第一次手术后复发的病例，又继续在我们这里进行第二次手术的成功率在90%左右；外院消融术后复发的阵发性房颤患者，在我们中心做第二次消融手术的成功率也在90%左右。

王老伯问：你讲得蛮有道理的。但是很多患者在面对房颤消融术后复发时，都会心灰意冷，焦虑万分。想要他们接受第二次消融手术，有时候是挺难的。他们究竟该如何选择下一步治疗？

魏医生答：随着房颤消融手术的普及，特别是市、县级医院都陆续开展起来，术后复发的病例会越来越多。复发后该如何选择下一步治疗将是很多房颤患者需要面对的问题。对于阵发性房颤，第一次手术后复发的概率为15%～20%，是比较常见的。复发的原因多和肺静脉电传导恢复有关。具体地说，上一次绕肺静脉前庭消融是为了阻断肺静脉与左心房间的电连接，即实现肺静脉电隔离。由于每个人的心房解剖各异，局部组织的厚薄不一，术者的导管操作风格和手感不同，在逐点消融、点连成线、线形成圈的过程中，可能存在个别点位消融不严实，导致漏点，进而导致心房与肺静脉之间的电传导没有被彻底中断。我们拿导管一点接一点地消融，就相当于拿木棍一个接一个地敲打"暴乱分子"。然而，有些时候"暴乱分子"只是晕了过去。在后面的垂死挣扎中，他有可能慢慢咽气，也有可能恢复过来。第二次消融手术就是针对这些消融不彻底的地方加强消融，重点将这些顽固"暴乱分子"进行"补枪击毙"。当然，还有少部分的复发原因是有些房颤触发灶并不在肺静脉内。关于肺静脉外房颤触发灶的识别和定位，目前尚没有有效的方法和统一标准，主要依赖术者的经验。这也就导致各中心的手术成功率相差很大。根据我们的经验，阵发性房颤的手术成功率是很高的，首次手术成功率在85%左右，第二次手术的成功率在90%以上，极少数需要第三次手术。然而，我们中心经常接手外院做过两三次消融手术的，最多的是外院消融过5次。总的来说，阵发性房颤是可以通过消融手术来获得治愈的，不要轻易放弃。

王老伯问：你刚才讲到，阵发性房颤患者要坦然面对消融术后复发，还要积极争取到经验丰富的中心进行第二次消融手术。对于那些持续性房颤消融术后复发的患者，也同样如此吗？

魏医生答：对于持续性房颤的术后复发，后续采取什么治疗还是要因人而异的。通常情况下，持续性房颤的一次消融手术成功率在80%左右。但如果房颤持续5年以上、心房扩大显著，合并有较严重的基础心脏病（如心肌病、瓣膜病等），手术成功率就会大大降低。而相反，如果房颤持续的时间不长，其消融手术的成功率基本接近阵发性房颤。正常人的心房就像一片绿油油的草原，放眼过去全是"风吹草低见牛羊"的生机盎然。房颤了，就像草原逐步出现退化，甚至沙化。一小块地方没有草，我们可以移种青草，草原可以恢复生机。可一旦草原退化成戈壁滩或者沙漠，再做什么都于事无补。我给持续性房颤的患者做第一次手术时，在完成消融和转复正常心律后，都会仔细标测一下他的心房基质。据此，我可以大概判断这次手术的成功率，以及如果复发还有没有价值做第二次手术。如果复发而心房基质只是"斑秃级"的，那我肯定会积极推荐做第二次消融手术。如果复发且心房基质是"荒漠级"的，我就不会再劝患者做第二次消融了。就自己的经验而言，我很少为持续性房颤患者做第三次消融手术。

王老伯问：那小部分患者的房颤是怎么也治不好了的，他们该怎么办？

魏医生答：虽然导管消融手术可以治好很多房颤，但我们还是不得不承认有部分房颤是怎么也消融不好的。对于这部分患者，如果房颤症状不明显，就只需要做好房颤并发症的预防工作，即口服药物预防脑卒中、控制好心室率。如果房颤引起心跳快，而且心慌症状明显，或出现难治性心衰，可以通过"房室结消融联合生理性起搏"来治疗。房室结消融可以解决房颤引起的快室率和左心室舒张功能障碍所导致的心衰。生理性起搏（如左束支区域起搏）能解决房室结消融后的心室停搏，通过起搏器可使心室获得理想心率的生理性搏动。通过两者结合，最终可以实现姑息房颤而解决其引起的心衰和症状问题。该手术比房颤消融手术更简易，技术门槛及风险更低，费用更低，能帮助一些房颤无法治愈的患者解决大麻烦。

王老伯问：你一直说房颤是老年病。对于年龄很大的老年人，如 80 岁以上的人还能做消融手术吗？是不是不安全？成功率是不是不高？

魏医生答：因为房颤导管消融手术很微创，是在局麻下完成，手术风险很低。又随着近些年的消融技术和设备更新，消融手术越来越成熟，年龄早已不是导管消融手术的禁忌。根据我们中心的经验，80 岁以上老年人的消融手术成功率和安全性，跟 80 岁以下的人相比没有明显差异。当然，给 80 岁以上的患者进行射频消融手术时，应该做好相应的术前准备和评估，制定个体化的手术预案，要用心地进行围手术期管理，只有这样才能做到安全第一。我在 2022 年完成的房颤手术，患者最高龄是 100 岁。

王老伯问：这么大年龄还能做这个消融手术。你为什么这么认可导管消融手术治疗房颤呢？

魏医生答：不单单是我个人认可，是大量的临床研究告诉我们，只有尽早地恢复到正常心律，才能及时地终止或逆转房颤导致的心脏扩大，使房颤患者远离脑卒中和心衰，让他们更多、更早地获益。

王老伯问：老年人的房颤可以消融治疗，那年轻人因甲亢引起的房颤也要消融吗？

魏医生答：50%～70%的甲亢合并房颤患者，在治疗甲亢并使甲状腺功能恢复正常后的3～4个月，房颤可能会自行终止并转为正常的窦性心律。对于甲亢引起的房颤，甲亢是"本"，房颤是"标"，我们要重在治"本"。如果甲亢不治好，继发的房颤也是好不了的，就算是做了房颤消融手术，还是会复发。如果甲亢治好了且停药1年后不复发，那时房颤还不见好，就可以考虑通过导管消融手术来治愈房颤。只有在确保甲亢被完全控制好的前提下，房颤消融手术才是有意义的，它的成功率才会高。

王老伯问：治疗房颤，非得做导管消融手术吗？不能首选抗心律失常药物治疗吗？

魏医生答：目前用于治疗房颤的抗心律失常药物主要有β-受体阻断剂，如美托洛尔和比索洛尔、普罗帕酮（心律平）、索他洛尔、胺碘酮（可达龙）、决奈达隆和伊布利特。抗心律失常药是一把"双刃剑"，它们具有抗心律失常的作用，但同时具有潜在的致心律失常风险。现有的临床研究表明，除β-受体阻滞剂以外，其他抗心律失常药的长期使用均不改善患者预后。

王老伯问：不改善预后是什么意思？是没有用吗？有害吗？

魏医生答：现有的几种抗心律失常药都不理想。虽然胺碘酮不降低也不增加患者的死亡率，但其有影响甲状腺功能的不良反应，有时会导致药物性甲亢或甲减，还有极少数可能导致肺纤维化和急性药物性肝衰竭。长期使用余下的几种抗心律失常药还会增加患者的死亡率。另外，合并心衰的患者不能使用普罗帕酮和决奈达隆。对于抗心律失常药，我归纳起来就一句话："能不用尽量不用，能短期使用尽量不要长期使用。"随着导管消融技术的成熟和普及，越来越多的研究表明导管消融在维持正常心律上的作用明显优于抗心律失常药，特别是对于老年患者、房颤合并心衰的患者。目前国内外指南均把导管消融作为治疗房颤的一线选择。

王老伯问：说到此处，是不是抗心律失常药就一无是处了呀？

魏医生答：当然不能"一刀切"地否定抗心律失常药。对于一些不愿或者不能进行导管消融手术的患者，或者做过多次消融手术但复发了的患者，当他们的症状十分明显而且严重影响生活质量时，可以短期吃这些抗心律失常药，以牺牲部分预后为代价，去换取患者症状的减轻和生活质量的提高。总的来说，目前抗心律失常药不是治疗房颤的首选。

左心耳能不能一堵了之

　　王老伯问：我听到有个治疗房颤的新办法，好像是说把心脏的耳朵堵住就好了，是这样的吗？

　　魏医生答：您说的是左心耳封堵手术。近年来，这个手术在我国迅速普及，然而国际上对于它的临床应用还一直存在争议。针对房颤患者的左心耳进行干预，其实不是什么新鲜事，早在二十几年前就开始了，最初是由心外科医生开展左心耳切除术，就是把左心耳切掉，然后用线把切口缝上。后面又发展出更简化的左心耳套扎术，就是把左心耳提起来，然后用一个圈套器把左心耳的口部勒紧。早期外科开展的这两种左心耳干预方法在降低脑卒中风险上的效果并不佳，考虑与外科手术切除不彻底，左心耳残根大有关。外科套圈结扎经常会出现结扎不严而导致残余漏。左心耳扎得不严实还不如不扎，因为留下一个小口的残余漏反而更容易长血栓。另外，外科做的左心耳干预分为普通开胸手术和胸腔镜下的微创手术。外科再微创也是外科，需要全身麻醉和气管插管，胸部还是要开口子。既然从外面切和扎都不理想，那就试试从心脏里面去堵，于是左心耳封堵术应运而生。左心耳封堵术是由心内科医生开展的介入手术，是更微创的左心耳干预方法，说白了就是用一个塞子（封堵器）把左心耳堵死。

王老伯问：为什么房颤发作的时候要去堵住这个耳朵呢？

魏医生答：左心耳是心脏的正常解剖结构，它是胚胎时期原始左心房的残余，呈狭长、弯曲的管状形态，有一个狭窄尖顶样的盲端结构。与发育成熟的左心房不同，左心耳内有丰富的梳状肌及肌小梁，这些结构让左心耳的主动收缩功能和顺应性远强于左心房的其他部分。左心房的血液从左心耳开口处流进心耳，在心耳这个盲端结构里遛一圈又从左心耳开口处流出来。正常窦性心律时，左心耳具有向心性的收缩能力，能把心耳里的血液挤压出来，从而使心耳里不会形成血栓。没有心耳的收缩挤压作用，心耳里面的血液流动很缓慢，甚至瘀滞，从而易于左心耳血栓的形成。血栓一旦脱落，就可能会堵塞全身的动脉，堵到脑动脉就是脑梗，堵到冠状动脉就是心梗，堵到消化道动脉就是肠系膜动脉栓塞，后者可引起急性肠缺血坏死。左心耳的解剖特点和血流动力学重建是心耳血栓形成的重要原因。有研究提示，60%的风湿性心脏病合并房颤患者的心源性血栓来自左心耳，而非瓣膜性房颤患者中，左心耳血栓占到全部心源性血栓的90%左右。因此，通过干预左心耳来预防房颤患者的血栓栓塞具有一定的理论依据和临床意义。

王老伯问：左心耳只是心脏的一个小耳朵，是不是意味着它是可有可无的？堵了也不会碍事？

魏医生答：左心耳充当了大部分的左房容积，是重要的左房容量和压力调节结构。在病理状态下，左房压力增高，左心耳可通过增大内径以及加强主动收缩来缓解左房压力，保证左心室的血液充盈。左心耳对心脏内的血流动力学具有重要的调节作用，此外，左心耳还有调节内分泌的作用。左心耳是分泌心房钠尿肽（ANP）的主要部位之一，约占总量的30%。当左心房压力负荷增加时，左心耳除了扩张以减轻左心房压力外，还可以通过释放ANP产生利尿排钠的作用，进而降低左房压力。在心脏外科进行双心耳切除的患者，就会出现ANP分泌减少和水钠潴留，从而导致心衰加重。左心耳是心脏的一个附件，但绝不意味着它是可有可无的。

王老伯问： 请问什么样的房颤患者适合做左心耳封堵呢？

魏医生答： 目前欧美指南均明确指出经皮左心耳封堵术仅限于"有长期抗凝禁忌且脑卒中风险较高的房颤患者可以考虑（IIb 推荐）"。这句话包含三个必要条件：①房颤不能被有效终止或预防发作，譬如患者拒绝导管消融手术或消融手术失败。如果患者有机会进行导管消融手术并获得成功，能恢复到原来正常的心律，自然就没有必要再进行左心耳封堵；② CHA2DS2-VASc 评分提示高脑卒中风险，有抗凝治疗适应证；③有长期抗凝禁忌。

王老伯问： 是不是房颤患者在服用抗凝药的过程中，一旦出现出血就可以被认为是"长期抗凝禁忌"？

魏医生答： 不能这样简单地判定。对于一些小的出血，例如皮肤瘀斑、牙龈出血，通过减少剂量或更换抗凝药种类就可以得到控制，如把华法林换成新型口服抗凝药（NOAC）。另外，部分抗凝相关的出血是存在可纠正诱因的。譬如出现消化道出血时，应积极行胃肠镜检查，如果明确是息肉或肿瘤引起的出血，积极进行外科切除等处理后即可纠正出血诱因，那么患者还是可以继续口服抗凝药的。在没有明确"是否存在可纠正的出血诱因"前，就不能草率地认定"长期抗凝禁忌"。据我的经验，绝大部分房颤患者是能够耐受口服抗凝药的，特别是新型口服抗凝药，其极大地提高了房颤患者接受抗凝治疗的安全性和依从性。以前，这些新型口服抗凝药都是进口的，价格贵得很，医保不报销或报销比例低，导致很多房颤患者用不起。很多医院也因药贵，占用大量医保支付，就限制供应或者索性不进这个药，这必然导致新型口服抗凝药的可获得性不高。有部分房颤患者想用新型口服抗凝药，但买药是个难题，他们有时不得不舍近求远，往返于多家大医院购买。

王老伯问： 没有国产的抗凝药吗？

魏医生答： 以前没有。但从 2020 年开始，国产仿制的新型口服抗凝药在国内陆续上市，直接导致这类药的价格降了很多。现在使用国产的新型口服抗凝药，一个月只需花费十几元，还都能进医保报销，而且各大医院和部分社区医院都有这些药，可获得性一下子提高了很多。未来几年，中国房颤患者的抗凝治疗率肯定会有大幅的提高。

王老伯问：现在关于左心耳封堵的声音有很多，有的说"一堵永逸"，有的说堵了就不用吃抗凝药，左心耳封堵可以取代抗凝药等。当前形势下，我们该怎么正确地认识左心耳封堵呢？

魏医生答：根据个人的临床经验和对国外房颤诊疗指南的理解，我认为左心耳封堵对于小部分患者是肯定有意义的。然而，在当前循证证据尚不十分充分的情况下，应避免过度推广和盲目扩大适应证。左心耳对于维持正常的心脏功能具有重要作用。实施任何涉及改变生理功能或解剖结构的操作和治疗，均应采取谨慎态度，尽量避免其潜在风险。左心耳是与生俱来的心脏解剖结构，几乎所有哺乳动物的心脏都有左心耳。"道生万物，万物皆有其道"，我理解为身体的各个器官都是有所作用的，不到万不得已，最好不要去拆卸正常存在的人体零件。目前针对左心耳的封堵术还有待进一步研究以明确其长远影响。

房颤导致心衰了，不能消融，还有什么办法

王老伯问：我住的小区有几个老年人，自从得了房颤之后就出现脚肿、走路气喘，以前都好好的，请问魏医生这是怎么回事？

魏医生答：这是房颤诱发了心力衰竭所导致的症状。在房颤发作的时候，心房长时间无规律地颤动，极易导致心房扩大，心脏基质就会变得越来越差。房颤搞乱了心脏跳动的节奏，导致心房和心室间的收缩活动不同步，使心脏长期处于一种乱蹦乱跳的状态，心脏肯定会很累、很受伤。因此，房颤是很容易引发心力衰竭的，特别是对于老年患者。心脏是人体里的"水泵"，下肢的血液靠它抽上来，肺里的血液靠它抽走。这个"水泵"发生衰竭后，工作马力就会严重下降。下肢的血液抽不动了，血液积聚，水分漏出到组织间隙，患者就会出现双下肢水肿。肺里的血液抽不走了，就会出现瘀血和积水，从而影响吸入的氧气进入体内，患者就会出现活动后气促，甚至不动也喘。有临床数据表明，20%～30%的房颤患者合并心衰，房颤可以使心衰的发生风险增加5倍。

王老伯问：一些高龄的老年人可能不愿意做消融手术，或者说复发后不会选择做第二次，对于这样的房颤合并心衰的患者，不能消融或不愿意消融，还有什么其他的治疗办法吗？

魏医生答：消融是让房颤终止并维持到正常心律的首选办法。当然，有部分患者不愿意或不适合导管消融手术，但房颤引起的心

慌或心衰症状又非常明显时，患者还可以选择"房室结消融联合生理性起搏"。它是一种姑息房颤，专门针对房颤引起快而乱的心跳的治疗。房室结是心脏里的一个正常解剖结构，它是心房向心室传递信号的"桥梁"。通过消融可以把这座"桥梁"烧断，快而杂乱的房颤信号就不能从心房传递到心室，但同时因为该"桥断"了以后，心室就会停止跳动，这时就需要植入起搏器来带动心室跳动。通过生理性起搏，起搏器可以最大限度地降低起搏对正常心室跳动的影响。房室结一旦损毁就无法再修复，就一定需要安装永久起搏器。因此，在选择该手术时一定要谨慎，通常只有在实在没有其他办法的情况下采用。它能够解决一些特殊房颤患者的大问题，但不作为首选。总的来说，只要能争取消融终止房颤和恢复常心律的机会，就一定要去努力争取。在实在没有办法的情况下，倒是可以选择"房室结消融联合生理性起搏"。

王老伯问：原来房颤还可以用起搏器来治疗，这倒是第一次听说。哪类房颤患者比较适合使用这种方法治疗？

魏医生答：我再次强调，这种"毁路断桥"加起搏器植入的治疗方法不能作为房颤患者的常规治疗，只适合于小部分的特殊房颤患者。因为它姑息了房颤，心房的功能是始终没有恢复的。通常只有在实在没有办法的情况下采用。准备采用这种治疗方法时，我一般要求满足以下几个条件，①房颤引起的症状很明显且药物治疗效果不佳的患者；②尝试过房颤消融一次或几次后仍然复发，而且术中明确心房基质很差，心房扩大很明显，预估再次消融手术成功率很低的患者；③拒绝尝试消融手术或者预估其一次消融手术成功率不高的高龄房颤患者。

房颤防治水平的国内外差异

王老伯问：魏医生，看到你的朋友圈里经常发房颤科普的内容，其中提到我国的很多房颤患者没有口服抗凝药。我想问一问，我国的房颤防治工作到底做得怎么样啊？

魏医生答：为深入了解我国社区的房颤流行病学特点和抗栓治疗现况，上海市第一人民医院心内科/房颤中心团队在国内知名电生理专家刘少稳教授的领衔下，于2015年和松江区七家社区卫生服务中心合作，完成七个乡镇60岁以上户籍人口的房颤流行病学调查。共对36 734个户籍居民进行体检和房颤筛查，结果表明60岁以上社区人群的总体房颤患病率为2.3%，其中男性的房颤患病率（2.7%）高于女性（2.0%），而且随着年龄的增长，房颤患病率逐渐升高。该研究是目前我国针对老年人开展的最大样本量的房颤流行病学调查。在这些社区房颤患者中，当时只有5.9%服用了抗凝药，而且均为华法林，无患者使用新型口服抗凝药如达比加群或利伐沙班等。61.1%未进行任何抗栓治疗。29.6%使用阿司匹林，2.9%使用氯吡格雷，0.5%使用阿司匹林联合氯吡格雷。由此可见，当时我国社区房颤患者的抗凝药物使用率是极其低下的，其中较多的房颤患者还被错误地应用了指南不推荐使用的抗血小板药物，无论是阿司匹林或氯吡格雷，还是两者联合使用。我们的研究最真实地反映了我国自然社区中的房颤患者的抗凝治疗现况，最真切地揭露了在当前医疗条件和经济社会水平下，我国社区房颤患者仍然存在极其严重的抗凝治疗不足。而欧美发达国家的房颤患者的抗凝药物使用率为80%～90%。差距如此悬殊，这让国内长期从事房颤防治工作的同行们感到焦虑，也深感责任重大。

王老伯问：差距这么大！我国为什么有那么多房颤患者没有接受正规治疗呢？

魏医生答：针对我国房颤患者未能按照指南的要求进行规范化抗凝治疗的原因，我们在2015年开展过调查。结果表明，导致我国房颤患者未接受抗凝治疗的主要原因中25.5%是由于"患者不知道自己有房颤"，这说明我们在房颤筛查上做得不够；34.9%是由于"患者知道自己有房颤，但自认为没有症状就不需寻求治疗或看心脏病专家门诊"，这说明我们在患教和科普上做得不够；21.7%是由于"患者知道自己有房颤并因此就诊，但医生（门诊、住院或体检医生，往往是基层医生）从未告知其有很高的脑卒中风险且需要抗凝治疗"，这又说明我们对基层全科医师开展的房颤相关的医学继续教育做得不够。我们的研究为"提高我国房颤患者的抗凝治疗率"指明了努力的方向，即普及老年人的房颤筛查、加强房颤科普患教、针对基层医生开展房颤相关的医学继续教育。只有做好这三条，我国房颤患者才能被早期发现、早期治疗，才能远离脑卒中等房颤并发症。

王老伯问：我国房颤患者那么多，治疗又那么不理想，那这些房颤患者的结局会如何呢？

魏医生答：从2014年开始，我就在上海市松江区开展房颤的基层管理。当时我们联合了松江区七家社区卫生服务中心，组建了我国第一个社区房颤管理团队，早于2017年才开始启动建设的"中国房颤中心"。我们从36 734名60岁以上户籍居民中筛查出房颤患者828例，其中的622名房颤患者在2015年同意接受基线资料和抗凝治疗情况调查，而最终有559例房颤患者同意进入长期随访队列。经历了66个月后，这些房颤患者的结局究竟怎么样了？该研究结果于2022年7月发表在 *Frontiers in Cardiovascular Medicine* 杂志上。

66 个月的随访过程中，559 名中位年龄为 76 岁的房颤患者中有 200 人死亡，其中 56.5% 因心血管病死亡，40.0% 因非心血管疾病死亡，3.5% 为不明原因死亡。这些房颤患者的前三位死因分别是心力衰竭（33.0%）、缺血性脑卒中（17.0%）和肿瘤（16.5%）。该队列总共随访了 2 562 病人年，全因死亡率为 7.8 每百病人年，也就是说每 100 个房颤患者一年死亡 7.8 个。另外，心血管死亡率为 4.4 每百病人年，非心血管死亡率为 3.1 每百病人年，心脏性死亡率为 2.9 每百病人年，缺血性脑卒中死亡率为 1.3 每百病人年。在存活的房颤患者中，目前仅有 24% 单独使用了口服抗凝药（OAC），4.5% 使用了双通道栓治疗（抗凝药 + 抗血小板药），33.1% 单独使用了抗血小板药，38.4% 未使用任何抗血栓药。就算是在当下，仍有 1/3 的房颤患者被错误地使用了抗血小板药。我们研究的意义在于建立了中国第一个社区房颤患者队列；第一次报道了中国社区房颤患者的死亡原因，并首次揭示了心衰、脑卒中、肿瘤是中国老年房颤患者的三大主要死因；揭露了当前中国房颤患者的脑卒中死亡率仍然高，欧美国家房颤患者的脑卒中死亡率不到 5%，而我们的队列为 17%，这主要和我国房颤患者的抗凝药物使用率严重低下有关；指出了我国社区房颤患者的抗凝药物使用率虽然较 5 年前提高了 4 倍，但仍远低于欧美国家水平；强调了心衰死亡是当前我国老年房颤患者的第一大死因，提示积极控制心衰对改善我国房颤患者的预后具有头等重要意义。目前预防或治疗房颤相关的心衰，最有效的方法是尽早终止房颤并维持正常心律，即早期节律控制。因此，我们不难看出，早期节律控制对于我国房颤患者是至关重要的。导管消融是目前实现房颤节律控制的最主要和最有效的方法，然而我们队列中的社区房颤患者只有几例接受了此种治疗，占比不到 1%。如何提高我国房颤患者的导管消融治疗率是我国房颤防治工作所面临的另一个巨大挑战。要改善我国房颤患者的预后，要提高我国房颤的规范化防治水平，我们仍然需要千方百计地提高房颤患者的抗凝治疗率，还要苦口婆心地教育房颤患者，告知他们需要早期接受节律控制治疗，只有这样才能降低我国房颤患者的心衰和脑卒中死亡率，才能使中国房颤患者活得更长、活得更好。

王老伯问：你提到过我国现有 2 000 万左右的房颤患者，那每年有多少新增的房颤患者呢？

魏医生答：我做过相关调查。在 18 738 名没有房颤的老年人中，经过 4 年的随访，有 351（1.87%）人新发了房颤。在 67 704 病人年的观察期内，房颤的总发病率为 5.2/1 000 病人年，也就是说每 1 000 个以前没有房颤的人中，1 年后有 5.2 个人新发了房颤。房颤的 4 年累积发病率为 2.06%。随着年龄段的增长，房颤的发病率成倍增加。在 60 ～ 69 岁年龄段，房颤的 4 年累计发病率为 1.13%，在 70 ～ 79 岁年龄段为 3.22%，在 ≥ 80 岁年龄段为 5.17%。另外，房颤发病率存在性别差异，男性是女性的 1.27 倍。有高血压病史者发生房颤的风险比没有高血压病史者高 88%。有心脏病史者发生房颤的风险比没有心脏病史者高 30 倍。欲了解更多的房颤发病情况，可以检索我发表的原文。

王老伯问：我在朋友圈经常看到你发布给社区居民或社区医生做房颤科普的照片。我想问，作为三甲医院的专家医生，你们一般是很忙的，甚至有些高冷，但你的做法却很接地气，你这样做的动力是什么？这样跑社区做科普有价值吗？

魏医生答：欧美国家的房颤管理工作做得很好，因此房颤患者的抗凝治疗率和导管消融率远高于中国。我们每一个人应当积极行动起来，共同关注房颤，提高大家对房颤的预防意识，让更多的房颤患者能接受规范化的治疗。为此，我们中心一直在努力。目前，我们正在松江区探索建立"房颤中心 – 社区医院 – 患者"三位一体的房颤管理模式，扎实推进房颤的"户籍化"管理，首次提出通过培训社区全科医生来组建社区房颤科普讲师团，激励社区医生在管辖社区里开展房颤科普，最终改善我国社区房颤患者的抗凝治疗率，促进我国房颤规范化防治水平的提高。

新型冠状病毒疫情下的房颤防治

　　魏医生说： 2022年的春天，对于上海这座城市来说，是一个寒风萧瑟的冻春。对于生活在这里的人来讲，那也是一个让人举步维艰、刻骨铭心的春天。那一波新冠肺炎疫情在上海疯狂地肆虐，从3月初一直持续到5月底。原本车水马龙、熙熙攘攘的城市一下子安静了，公共交通暂停了，医院门诊停了，一切商业活动都停了，小区也封闭了。这一切势必影响了每一个人的生活，很多房颤患者也因此受到了影响。

　　王老伯说： 是的呀，魏医生。因为疫情封控的缘故，很多房颤患者出不了门，他们平时吃的药都告罄了。我的一个老同事，在疫情封控期间停用了抗凝药，后来脑卒中发作了，偏瘫在床。原本是一个活得很精致、很"有腔调"的人，生活质量一下子就没有了，挺可惜的！现在绝大多数人都"阳康"了，生活又恢复到了从前。

　　魏医生说： 不管我们愿不愿意，新冠病毒已经来了3年。这3年，我们恐惧过它，憎恶过它，也战胜过它。然而，不管我们愿不愿意，最终还是得学会与它朝夕相处。这3年，我们体验了共度时艰，收获了无数感动，看到了中国力量，也明白了世事无常。之前，我天天在想啊，也经常念叨着疫情过后我要去哪里，要做什么……如今，新冠肺炎疫情朝着"过去"的方向走了，我却有些不知所措，感觉幸福有点来得太快、太突然。

王老伯问：我感染新冠病毒后，咳嗽了好一段时间，还真遭了罪。所幸目前恢复得还不错。听说感染这一波新冠毒株后，还会有下一波，后续还有层出不穷的新变种，这何时是个头啊？

魏医生答：这3年，新冠病毒从没闲着，一直在突变。它变来变去，无非是为了活着。想要持续地活下去，它就得学会与人类共存。可以说，新冠病毒的生存之道是符合进化论的。从"阿尔法"到"奥密克戎"的进化过程中，我们可以看到这样的趋势——"毒力减弱，传染性增强"。早期的新冠病毒主要攻击下呼吸道，引起重症肺炎的风险高。当前的新冠病毒变异株主要侵袭上呼吸道，多数感染者仅有类似感冒的症状，如发热、咽痛、流涕、干咳、肌肉酸痛等，引起重症肺炎的比例确实比武汉暴发时低了许多。现在大多数人都接种过新冠疫苗，又"阳康"了，我国人群的免疫屏障已经建立，应该经受得住后续毒株的冲击。另外，经过这3年的交手，我们对新冠的认识和研究越来越深刻。虽说目前的新冠特效药不能有效地预防感染，但它的的确确可以减少重症的发生。我们大可不必过于担心后续的新冠毒株，要以一颗"平常心"来过后新冠肺炎疫情的生活。

王老伯问：谢谢魏医生的详细解释，我们应该避免后新冠肺炎疫情的焦虑。我是心血管病患者，又是"阳康"的老年人，今后有什么地方需要特别注意的吗？

魏医生答：无论是新冠肺炎疫情暴发之初的武汉数据，还是国外新冠大流行的大数据，都表明"心血管病患者感染新冠后的重症风险和死亡率要高于普通人群"。美国退伍军人事务部国民保健数据库的数据表明，在1年内追踪了逾15.3万名感染过新冠病毒的退伍军人，与未感染新冠病毒的人比较，感染过新冠病毒的人即使痊愈，感染1年后的20种心血管疾病的患病风险仍高于未感染者，其中脑卒中风险高52%，心力衰竭风险高72%。这一研究今年发表在*Nature Medicine*杂志上。随后，*Nature*杂志发表了对该研究的述评，并着重指出"应关注新冠感染者的后期心血管病管理"。因此，对于

"阳康"的心血管病患者来说，更应加强对基础心血管病的治疗，定时、定量地服用药物，坚持健康的生活方式。

王老伯问：感染新冠后，该如何管理自己的心血管病呢？

魏医生答：心血管病会增加新冠感染者的重症风险，新冠感染又会增加心血管病患者的心脑血管事件。因此，对于心血管病患者，在新冠大流行期，更应注重心血管病的管理。要平安和"轻症"地度过新冠感染期，不光要靠自身抵抗力，还要做好"三控三防"，即控制血压、血糖、血脂是防治心血管病的"金钥匙"。新冠感染有增加心脑血管栓塞的风险，对于那些心梗、脑梗高危患者，更应积极和坚持口服抗血栓药。对于动脉粥样硬化性心脏病或脑血管病患者，要坚持口服阿司匹林、氯吡格雷等抗血小板药。对于房颤或深静脉血栓形成患者，则要口服利伐沙班、艾多沙班、达比加群等抗凝药。心衰加重是很多心脏病患者或老年人感染新冠后发生重症和死亡的主要原因。对于那些有心衰病史的患者，这段时间更应积极寻求抗心衰药物的优化治疗，要保持腿不肿、气不喘的状态来迎接新冠的冲击。另外，病毒感染往往会使人的抵抗力下降，易继发细菌感染。在感染新冠后，还是要继续戴好口罩。如果出现咳脓痰，还是得使用一些抗生素。

王老伯问：我听说新冠病毒是通过一个叫"血管紧张素转化酶"的东西进入体内的。我目前吃的降压药中有一个是"血管紧张素转化酶抑制剂"。这个降压药是不是在我感染新冠后就不能吃了啊？

魏医生答：尽管新冠病毒是通过它身上的棘突蛋白与呼吸道黏膜上的血管紧张素转化酶2（ACE2）结合而进入人体。目前没有证据支持新冠患者应用血管紧张素转化酶抑制剂（ACEI）或血管紧张素受体阻断剂（ARB）降压药有别于其他患者，ACEI作为重要降压药物的地位并未动摇。也就是说，围新冠感染期，没有必要停用ACEI/ARB类药物。

后记：结稿感想

曾经的新冠肺炎疫情对于上海，对于生活在上海的每个人而言，它都是一场"危机"。何为"危机"？我们常常把它理解为危险、危难，习惯性地放大了"危"而忽略了"机"。

单从字面上，"危机"所包含的意义不光只有"危"，还有"机"，有机遇、机会和生机。所谓"危中有机"，就是在危险、危难中发现生机。在战场上，寻找绝地反击的时机；在百业凋敝中发现商机；在逆境、困境或绝境中，探寻可乘之机，迎难而上。"塞翁失马，焉知非福"，殊不知有时候坏事就会变成好事！是"危"还是"机"，关键在于自己。面对艰难困苦、危地险境，如果不抗争，不拼搏，而只一味地怨天尤人，哀叹世事不公，形影自怜，或固步自封，那"危机"很可能只剩下"危"了。相反，如果你敢争天斗地，努力到无能为力，拼搏到感动自己，那"危机"就有可能全是"机"，是逆袭的机会，是成长的机遇，是绝地反击的时机。

从 2019 年开始，我就有了写一本房颤科普图书的想法。一直琢磨着通过叙事写实的方式，用一种讲故事的形式，写一本最通俗易懂，最"接地气"，最能引起房颤患者共鸣，还富有一点文学气质的医学科普图书。想了好几年，三番五次提笔欲止，我总是找各种理由，不是因为太忙，没有时间，就是因为没有写作思路，或是因为心浮气躁而尽失创作热情。兴许真正的原因是太懒，太有惰性。

2022 年 3 月初，我参加了第一批援公卫临时执业点医疗队，在老年医学中心奋战了 1 个月。两点一线的闭环工作和生活，不得不说是一种全新的体验。在隔离酒店几平方米的房间里，我"猫"了近 40 天。那些天，我时而俯首看地，时而仰面望天，再数一数远方有几根电线杆，有几辆车从高架桥上走过。直到有一天，我发现车子越来越少，甚至没有了。

这段时间，我经历了空前的孤独，心也慢慢地沉静下来，突然想起了写书的事情。一来想借此打发时间，二来想利用这难得的清闲去完成这几年来的夙愿。说来也奇怪，那时一种写作的冲动油然而生。在这 3 个月里，我写着、写着就成了一种习惯。要是隔段时间不写点什么，我心里总觉着空落落的，似乎有一种瘾，每隔一段时间就会发作，想着可以写点什么。

《我和我的房颤病人》就是在这段时间完成的，洋洋洒洒 10 万多字。在这本书中，我讲述了 20 多个房颤患者的真实故事，把这些年在临床上的所见、所闻、所思、所感，悉数抖了出来。可话又说回来，那段时间，除了写作，我又能干什么呢？

每一个故事的背后都是我的房颤患者与房颤的遭遇，或让我扼腕痛惜，或让我鞠躬尽瘁，全力以赴。我决心写这本书，是从内心觉得很有必要，是自己的义务和责任，也是一份使命。国内有很多房颤患者不知道自己患上了房颤，知道自己有房颤的患者中又有很大一部分没有得到规范化治疗或者没有治疗。"没有症状就不需要治疗"的错误观念根深蒂固，我不忍也不能眼睁睁地看着那些房颤患者等着脑卒中发作。我是医者，身负"健康所系，性命相托"的重责。我得告诉所有房颤患者们："房颤危害大，得治！"

医生，是一份养家糊口的职业，也是守护人民健康的事业。我从 2015 年开始就一直致力于房颤的基层防治，带领松江区的全科医生团队在社区开展房颤的群防群治，转眼间已是 7 年有余。我早已把房颤科普和房颤基层管理模式的建立当作自己的事业。说老实话，这些年做房颤科普还是挺"走心"的。我去了几十个居委会和企事业单位的工会，面对面地给老百姓做科普讲座；为十几家社区医院的全科医生做了房颤规范化防治的培训；也改编过流行歌曲并自己演唱"房颤之歌"；还创建了工作微信公众号"安心天下"，写了很多房颤科普的文章；再到这次撰写图书，之后还计划进行直播并制作房颤科普短视频。这些年，我一直在默默地坚持，或许只是一种情怀。

《我和我的房颤病人》在几个月内结稿，在每个故事的后面，都有一段科普房颤的内容。我希望能把房颤的方方面面讲得明明白白，让大家把房颤的来龙去脉搞得清清楚楚。不用医生怎么讲，就让读者们知晓房颤为什么要治，得怎么治。在撰写之初，我一直追求医学与文学相融合，把它写成医学科普纪实文学作品。当然，这只是我的一厢情愿，毕竟我只是医生，不是作家。让医学科普不苍白，不晦涩，给它附庸一点文学气息和人文情怀，这是我一直的心愿。

魏　勇

2023 年 8 月

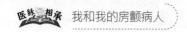

魏勇医生请您听他唱的"房颤之歌"

为提高社会公众对房颤的认知和重视，为改进我国的房颤规范化防治水平，我特别致力于房颤社区科普。2019 年，我改编了流行歌曲《我们不一样》，并带领上海市第一人民医院房颤中心的青年医护们共同演绎医护版《"手护"房颤，我们不一样》。2021 年，我又改编了流行歌曲《点歌的人》，并独唱《就把这首歌送给房颤的人》。做最用心的房颤科普是我的追求，做最好的房颤管理是我的事业。我一直希望与患同行，医路相伴，为中国房颤防治事业而努力奋斗！欲听以上两首房颤之歌，请扫描图中的二维码并点击"房颤之声"和"房颤之音"。

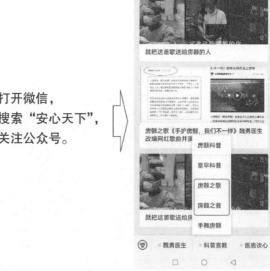

打开微信，搜索"安心天下"，关注公众号。